唐安麒
逆生长法则

唐安麒 著

NATURAL WAYS
TO STAY YOUNG

青岛出版社
QINGDAO PUBLISHING HOUSE

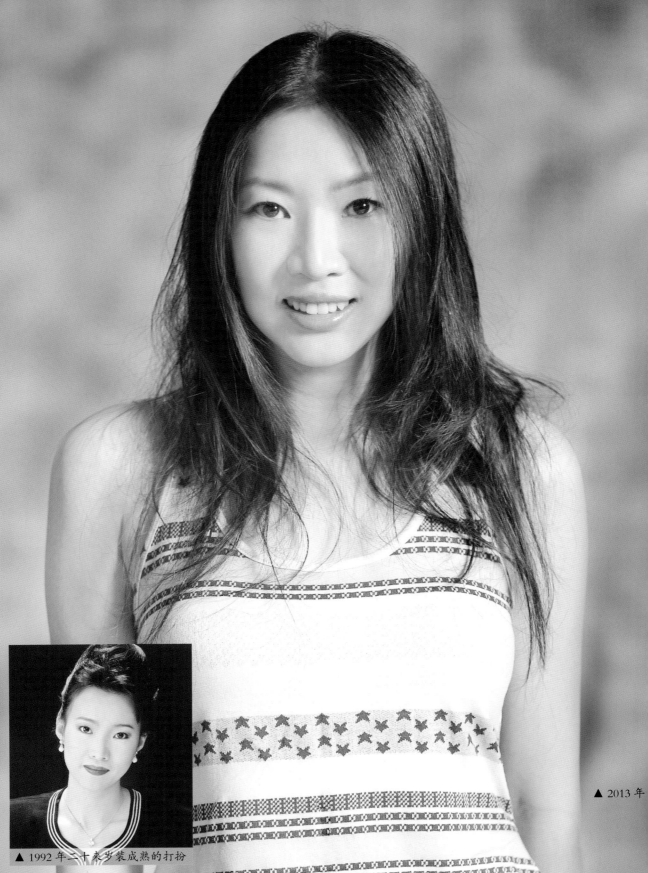

▲ 2013 年

▲ 1992 年二十来岁装成熟的打扮

序

有次在公众场合跟一位上市公司高层碰面，他劈头第一句就说："原来你那么年轻！"我 19 岁创业，那时为了令人信服，所以我刻意穿套装、化浓浓的妆、盘起发髻来装成熟。现在生意上了轨道，可通过手机、电脑遥控工作，我只是一个兼职集团主席、全职家庭主妇，余暇还兼任舞台剧演员，所以现在我的打扮较为随心，少穿套装，反而多穿热裤、化淡妆，展现年轻的一面。有人说我"逆生长"，因为我用很多天然的方法不让自己变老（抗老化），而最重要的是，我从十几岁就开始护肤，防患于未然，庆幸到现在为止，还未出现深度皱纹。

女士们或者会慨叹，以前怎样熬夜也不会出现眼袋、黑眼圈；不涂防晒也不会出现丁点儿黑斑……可是，到了某一天，这些"年轻的特权"通通消失了，色斑、眼袋、皱纹、粗大毛孔全部浮出来。其实从 25 岁开始，新陈代谢开始减慢，加上空气污染、紫外线、地心吸力、饮食及生活习惯、不好的情绪等等，都会加速皮肤衰老，往日你不作任何保护而肆意"自虐"，现在，如果再没有做适当的保养，皮肤会衰老得更快！

有些年过三十的女士对我说："我还年轻，不用那么快开始做抗衰老疗程和用产品吧！"有这想法就错了，皮肤就好像一张白纸，在它挺直的时候就要好好地保护，如待它皱了你才去处理，无论出多少力去抚平，白纸上仍会留下细纹。皮肤也一样，出现了皱纹才去处理，只能将皱纹减淡，而不能令它完全消失。所以，在你的皮肤还娇嫩有弹性的时候，就要开始保养。

幸好，现代科技越来越发达，可通过一些高科技仪器刺激皮肤的胶原蛋白自生，让皮肤时刻都保持弹性。中医学可通过针灸、按摩等去刺激穴位，促进血液循环，令皮肤红润、有光泽。食疗方面，可吃含丰富胶原蛋白的食品，锁紧细胞，使水分不易流失，令皮肤像初生婴儿一样吹弹可破。还有，要远离一切"毒物"，一些经油炸、烘焙的食物已不含酵素，却含有高糖分的食物，吃这些只会加速衰老，令你老得更快。食用含丰富维生素 C 的食物有助对抗自由基，可延缓衰老。书中有很多美颜食谱及汤水，还有按摩法及高科技疗程介绍，能让你越活越年轻。

除了外在的保养以及内在的食疗，心境也很重要。我 19 岁已开始为生意而打拼，但如今我的"生活智商"仍停留在 19 岁，还常被好友取笑为"低能白痴"。我仍然爱玩，对很多东西仍充满好奇心与学习心，爱尝试新事物……不单是外表，心态也要年轻，从内到外，都可以活得年轻，美丽自信，也许这是我保持年轻的秘密吧！年龄只是一个数字，肌龄与气色才反映你是否年轻！从今天起好好保养，你也可以逆生长。

目录

第三篇　不老身体养成计划

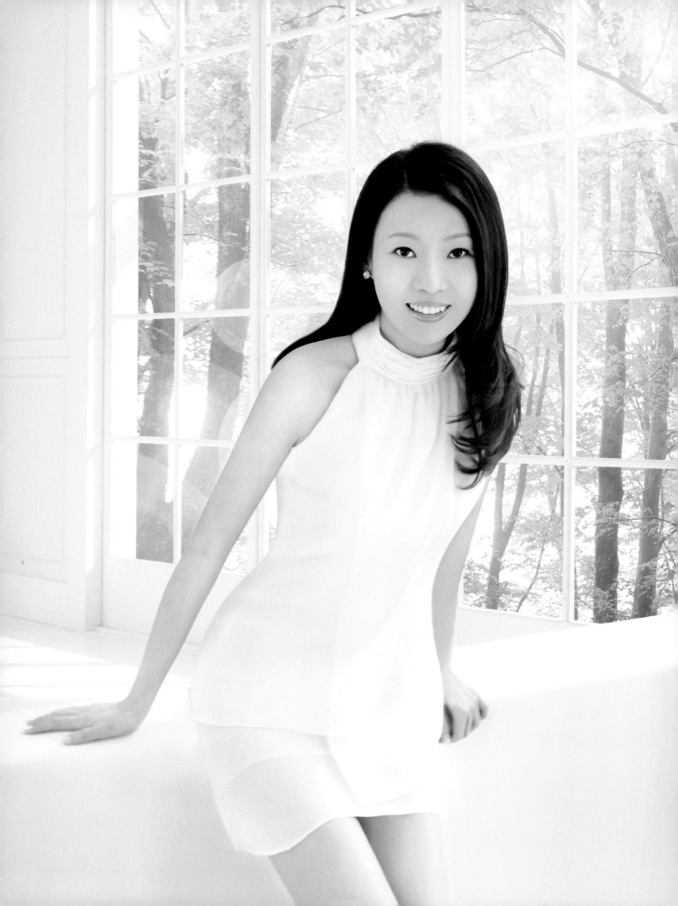

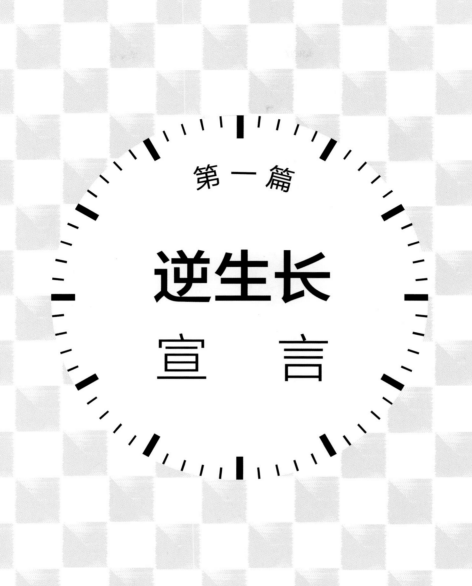

第一篇

逆生长
宣　言

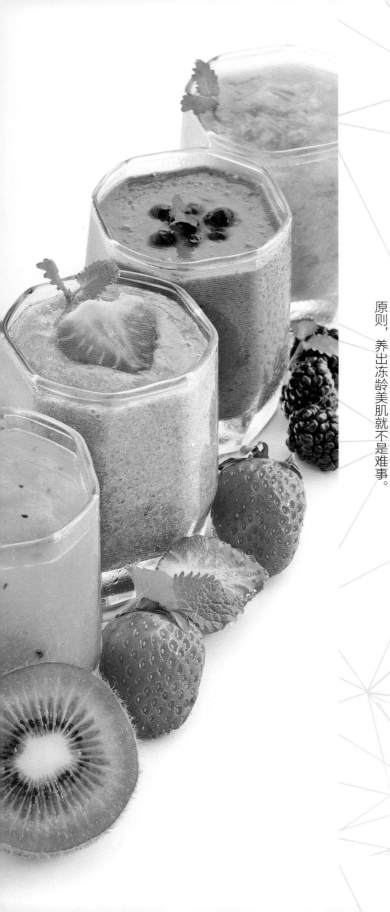

1 逆龄，从吃开始

现代人生活节奏快，不少人忙得没时间好好吃饭，蔬菜水果吃得少，肉类、加工食品吃得比较多。这些不良的饮食习惯都会反映在皮肤上，粗糙、冒油、爆痘、老化等问题都会一一出现。要想逆转肤龄，首先要在『吃』上多花点心思。多吃新鲜天然的食物，遵循宇宙活肌饮食原则，养出冻龄美肌就不是难事。

宇宙活肌饮食

都市人习惯多吃红肉、少吃蔬菜，腌制或不新鲜的食物也吃得较多，这种饮食习惯非常不健康。吃肉过多可能会摄入过量的饱和脂肪，增加患心血管疾病的风险。化学腌制食品含大量亚硝酸盐，可与肉中的二级胺结合生成亚硝酸胺，是引致胃癌的主因。而咸蛋、咸菜等同样含有致癌物质，应尽量少吃。目前已经有研究证明广东患鼻咽癌的人较多，和他们摄入过多腌制品有关。从中医角度来看，煎炸食物性质燥热，会令体内毒素积聚，导致湿热，增加油脂及汗液分泌，亦会令血管充血而致皮肤容易发红或泛油，堵塞毛孔，形成暗疮。此外，食物全球化，农产品进入工厂式的生产，大量抗生素、生长激素、化学肥料、化学除虫剂等污染水源及环境，这些化学物质更会危害身体健康，一般成年人体内就积聚了 3~5 千克的毒素垃圾。

多肉少菜少喝清水，常吃垃圾食品，身体缺少水分、膳食纤维和酵素，这些让都市人的体内坏菌数量大增，自由基、胆固醇、尿酸、乳酸、宿便和瘀血等积聚体内，无法经身体自动排出，导致水肿、脂肪囤积、皮肤粗糙。不良饮食让皮肤首当其冲，冒油兼爆痘。如果不想这样，除了勤加护肤，还要戒掉"毒物"，日常也要多喝水帮助排毒，同时提升器官机能，以维持身体器官正常运作，内外夹击对抗衰老。

蔬果酵素　排毒嫩肤

饮食护肤主要分两大方向，其一为促进肠道健康，排出代谢物及毒素；其二为提升器官机能，维持其正常运作。要排便顺畅、排清毒素需要三大营养素：水、膳食纤维和酵素。水能软化大便，膳食纤维促进肠脏蠕动，酵素则可以帮助食物中营养素的消化和吸收，把营养转化成能量，促进代谢，帮助神经细胞进行情报传递，清除体内的有害物质。假若酵素不足，会出现消化不良、易便秘、皮肤粗糙、衰老加快等现象。因此，摄取足够水分、膳食纤维和酵素尤为重要，必须养成健康的饮食习惯和靠外在方法帮助身体排毒。

我在设计"唐安麒宇宙饮食"时，便要大家每餐进食七成高水分纤维蔬菜。蔬果蕴含维生素、矿物质、蛋白质、酵素等营养物，其中还有植物化学物（phytochemical）。目前已有医学研究陆续证实，植物化学物通过多重生物效应，能明显抑制正常细胞转成癌细胞。蔬果有益健康，它们所含的维生素及抗氧化物能护肤，例如红石榴、葡萄等含高效抗氧化物，抗衰老效果很强；芦荟汁液有纾缓作用，适合日晒后使用；瓜果含大量水分，最适合用于补充皮肤水分。各种人体所需的营养都存在于蔬果中，蔬果中的营养在小肠被吸收，然后被运送到体内各器官用于新陈代谢。蔬果还有清除废物的功能，因为蔬果含有的非水溶性纤维在吸水后会变软胀大，促进肠道蠕动，是肠道的清道夫。

高水分纤维蔬果要多吃，其中以生吃新鲜、天然、有机的为佳。酵素是人保持健康长寿、青春不老的一大要素，但酵素易被高温破坏，故建议新鲜蔬菜应以不高于45℃的低温烹煮，且尽量缩短烹调时间，也可以生吃。我除了常吃生鲜蔬果，更会喝含有70多种蔬果酵素精华的"排毒酵精"吸收酵素精华，加强排便，强效抗氧化，让肌肤白嫩。只要先清除体内的毒素，代谢便会改善，之后想瘦身美肌都非难事。

宇宙饮食以蔬果为主，还强调食物组合。人体需要三种消化酶，分别是碳水化合物消化酶、蛋白质消化酶、脂肪消化酶。每类食物吃进肚子，消化条件都有差别，所以我每天都会饮用含酵素精华的"排毒酵精"，除可抗氧化外，更可"化掉"大部分食物，保持"吃不胖体质"。肉类和稻麦淀粉类需要不同的环境来消化。所以如果你吃鱼又吃饭，吃油鸡汤粉，都可能导致消化不良。食物未消化好就进入肠道内，会发酵发臭，久而久之便会产生毒素，导致便秘、代谢变慢、皮肤变差。所以，吃饭时适当地组合食物，不仅能让食物的消化吸收有效而顺利，还能防止消化系统病变，进而增加可用的能量。一餐吃菜配肉，另一餐吃菜配稻麦淀粉，这种食物组合原则能产生能量，让器官保持正常运作。脏腑正常运作，应消化的消化、应吸收的吸收，营养才能正确地输送到身体各部分，人自然能保持漂亮和年轻。

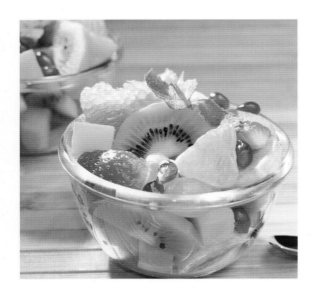

✤ 宇宙活肌食法重点 ✤

1. 进食高水分纤维蔬果

水分能输送营养，使纤维变大，促进排便。早上用蔬果做早餐，能帮助排走前一晚吃的食物的残渣。

2. 肉类跟稻麦类分开吃

避免这两者同吃，可减轻肠胃负担，帮助排毒。每餐应以七成高水分纤维蔬果配搭三成浓缩食物（肉类或稻麦类或海鲜类）。

3. 积极生吃，摄取酵素

避免使用高温油炸、煎炒的烹调方式，改用蒸、煮、生吃等方法，既不会令食物产生毒素，还能摄取酵素，提升脏腑代谢功能。

4. 多喝补身汤茶

食用补身药膳，多喝强身汤茶，可帮助身体达到阴阳调和，使脏腑正常运作。

5. 忌食"毒物"

长期食用含过多化学添加剂的食物，会导致过敏、肥肿等，加速老化。因此，应尽可能避免食用这些垃圾食品。

吃出生机美肌

现代人生活节奏快，我认识的不少朋友每天工作忙得连饭也没时间好好地吃，于是每天都以鱼油丸、维生素 ABCD 丸、骨胶原丸等配三明治、外卖盒饭当一餐。这些营养补充剂的确能帮助"维修保养"躯壳和皮肤，但绝不能当作主要营养来源，依靠健康饮食和锻炼得来的自身抵抗力最重要。我非常支持崇尚自然的 Raw Food（生机饮食）。新鲜食物便宜而且更有营养，不经高温烹调直接食用，吃尽天然原味又有益健康。

什么是"生机饮食"？

最早提倡生机饮食的是有"小麦草汁之母"之称的 Dr. Ann Wigmore（安·威格摩尔博士）。她曾患上严重的关节炎、偏头痛与直肠癌，后来靠吃有机生鲜食物和喝小麦草汁奇迹地痊愈，吸引了全球万千群众追随生机饮食。生机饮食指进食仍有生命、新鲜的无污染食物。所谓有生命的食物，就是指天然和含有营养物质及酵素的有机食物。举个例子，一个土豆在去皮后不及时烹调，会因氧化变色。食物跟空气接触时间越长，氧化越严重，营养已大大流失。经工业式加工和保存的食品如罐包装食品，在防腐剂、色素、味精等的影响下早已失去营养和生命力。现代人爱吃高温油炸及煎炸食物，其实这些食物同样已失去生命力。高温煮食会令食物产生毒素并破坏食物中的营养，包括酵素。有研究指出，煮熟后的食物，有 50% 的 B 族维生素、96% 的维生素 B_1、70%~80% 的维生素 C 都流失了，而最影响健康的酵素的损失更是达到了 100%！而且进食高温烹调的食物后人体会产生自由基，自由基会伤害身体，导致细胞受损或被破坏，加速衰老。故此生机饮食强调

低温煮食，以不高于 45℃ 的低温烹调，保留食物本身的营养及酵素。尽量生吃蔬果，如果部分食物难以消化，可榨汁饮用，让人体充分吸收酵素，使肠道更健康，改善肤质。日本人爱吃生鱼片，而日本也是公认的长寿国；包含大量新鲜蔬果、少量海鲜与肉、大量橄榄油的地中海饮食，是著名的长寿饮食法，这些都可以证明生食跟熟食在营养和健康上有分别。

生机饮食操作要点

现代传统饮食注重烹调，烹调时会加入味精等调味料，初接触生机饮食者可能会觉得只生吃或低温烹调较为乏味和容易饿。简单入门者可先试 3 天，只吃生果、沙拉、果仁、生鱼片、蜂蜜，再以好油（特级初榨橄榄油、初榨冷压椰子油）、香料、岩盐来低温慢煮，例如煎香海鲜和肉类的表面，借此增加饱腹感；也可多吃豆芽、苜蓿、小麦草。有研究指出，种子发芽后，其酵素会增加 6~20 倍。同时，要大量喝水，每天慢慢地喝够 1.25 升温水。水是清洁身体的泉源，只吃蔬果而不喝水，膳食纤维帮助消化的作用就发挥不出来。生机饮食中最大的挑战是如何选择食物，吃得对，才能越吃越健康。应小心避免加工食品和化学调味料，选择容易有饱足感、热量低、营养够的天然食物。

不过，生机饮食强调生吃，体质虚寒者长期吃生食很容易出现体质虚寒、体形枯瘦、面色青黄的情况。此外，生机饮食以高磷、高钾的五谷杂粮及蔬果为主，肠胃功能不佳者可能会产生腹胀、胀气，肾脏病患者可能出现水分滞留的情况。过量的纤维素更会干扰食物中钙、铁及其他矿物质的吸收，因此服用铁

剂、钙片或其他矿物质补充剂时，不宜同时食用高纤食物。大家可试试我的改良版生机饮食，我在其中加入了中医的补身概念，比一般生机饮食更能达到阴阳调和、滋补五脏的效果。改变饮食习惯，应循序渐进，先戒掉加了添加剂的罐包装非天然食品。开始时，以最易接受的生吃食物入手，例如玉米、黄瓜、蔬菜沙拉、西红柿等，同时多喝姜茶、桂圆红枣茶等中和食物的寒气。

生机饮食对食材很讲究，强调保留原味。所选的食材最好是天然有机种植的，在吃之前才摘下，不经高温烹煮，营养才能更好地被人体吸收。生鲜食物中的营养在体内可形成抗氧化剂，促进排毒，减轻肠胃负担，清整肠胃。吃有机生鲜食物有益身体健康，更能让人品味食物的天然原味。亲手炮制美味健康的生鲜菜式，帮助自己排清毒素，自然身体健康、皮肤透亮！

❖ 21 日唐安麒生机饮食 ❖
Angel's Raw Food Diet

1. 每日只食用新鲜、未经煮熟的食物如蔬菜、水果、生肉（鱼虾等海鲜，生牛肉等可生吃的肉类，生有机鸡蛋）。

2. 大量喝水、鲜榨蔬果汁及酵精。

3. 米饭只可吃糙米或红米。

4. 一般体质者每日一杯黑糖姜茶，阴性虚寒体质者可喝 2~3 杯。

5. 每日一杯桑寄生杜仲红枣茶或桂圆红枣茶。

6. 每餐必须有热汤，可选任何补身瘦身汤。

7. 每餐不限量，可以吃到饱，要遵循宇宙饮食原则（详见本书第 10 章第四部分"吃到自然瘦"）。

8. 食用大量特级初榨橄榄油。

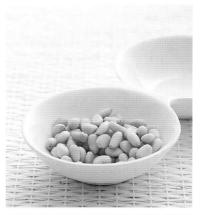

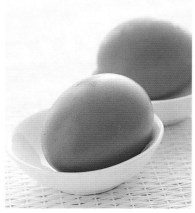

蔬果断食，排毒活肌

断食疗法（fasting）的理论就是通过断食，让身体在这段时间无须花气力进行消化、吸收、分解毒素等而得到充分休息，使身体内部的能量得以恢复。由于断食期间血液停留在脑部的时间更长，头脑会变得较灵活集中。断食完成后，身体好像重新开机，肠道变得洁净，思维也变得清晰。不遗余力推崇 Juice Fasting（果汁断食疗法）的英国著名天然营养治疗师 Norman Walker（诺曼·沃克）于五十多岁时患了重病，然后他将一日三餐改成蔬菜汁及生食。他认为世上 80% 的病源于结肠。他不断钻研如何保持肠道健康，最终发现生鲜蔬果内含的纤维可"清洁"肠道，帮助排毒，他靠这种养生法活到了 99 岁。

偶尔进行果汁断食疗法，能促进排毒、美肌、养生等。不过果汁太甜会刺激胰岛素分泌，越喝越饿。所以我将果汁断食疗法改良为可吃生鲜蔬果，通过咀嚼蔬果，增加口水和胃液分泌，这样容易产生饱腹感，身体更易适应。未经加工及不含任何化学添加物的生鲜食物是充满生命力的（bioactive），有助排毒及治疗疾病。生吃蔬果更能保留蔬果的酵素和纤维，加快肠道清除宿便，配合"排毒酵精"，还有瘦身的效果，三日可瘦 3~5 斤，而且睡得特别好。因为肝脏得到休息，负荷降低了，所以睡得甜，皮肤也显得亮白。三日过后胃口变小，继续保持宇宙饮食并大量吃生食，很有机会能再度减重。偶尔进行此断食法，清理肠胃、整顿脑筋，对减肥或美肌养生同样有效。

♣ 三日蔬果断食法 ♣

早餐

排毒酵精 30~90 毫升 + 水果不限量

午餐

2 碗新鲜沙拉菜 +1 个水果

下午茶

1 杯鲜榨蔬果汁 +1 个水果 +60 克或不多于 10 粒果仁

晚餐

排毒酵精 30~90 毫升 +2 碗新鲜沙拉菜 +1 个水果

注意事项

· 最好选择有机蔬果。不可进食任何肉类、蛋白质、淀粉类或淀粉类蔬果、奶类、奶酪制品。
· 如未能配合排毒酵精，则以鲜榨蔬果汁代替，但排毒效果会稍逊。
· 所饮用的蔬果汁必须为鲜榨的，不能饮用罐包装蔬果汁。
· 避免只进食寒凉蔬果，可于餐后半小时饮用补茶以平衡寒气。
· 所有蔬菜以不高于 45℃ 的水温烹煮，以完整保留酵素。
· 沙拉菜可配特级初榨橄榄油、意大利黑醋、鲜榨柠檬汁来调味。
· 只可吃原味果仁。如对果仁过敏，可改吃半个鳄梨。
· 此餐单每月只能进行两次，两次之间最好相隔两星期。

吃太酸，老得快

有没有过头脑混乱、健忘、腰酸背痛的经历？就算睡足十小时，涂上厚厚的护肤品，皮肤仍显得暗哑粗糙？其实这些不代表你真的生病了或用的护肤品不够好，而是由酸性体质引起。

人体血液的酸碱度（pH 值）为 7.35~7.45，即体液本来就呈弱碱性，所以每天饮食要保持酸碱平衡，才能保持正常生理功能及代谢。如果血液的酸碱值低于 7.35，即是体质偏酸，细胞的代谢速度会大幅减慢，进而影响脏腑机能，久而久之疾病便随之而来。

有研究显示，80% 的都市人属于酸性体质，而一份针对 600 位癌症病人体液分析的研究显示，85% 的癌症病患属于酸性体质。因此，如何使体质维持在弱碱性就是远离疾病的第一步。体质酸化其实与饮食习惯有关，饮食不均是导致体质酸化的重要原因。都市人在外就餐机会多，嗜食肥腻、味甜、煎炸、辛辣的食物，同时摄入了过多酸性食物，包括肉类、虾贝类、蛋奶类等高脂、高蛋白、低纤维的食物，这种饮食会导致身体酸化。此外，都市人习惯吃精制食品，例如去皮的水果、精制白饭、高糖白面包等，这些食物的膳食纤维和营养素早已在加工过程中大量流失，加上很多厂家为了提升食品口感及延长保存期限，往往会添加大量化学添加剂。将这些营养尽失兼有大量毒素的食品吃进肚中，反而会对肠胃构成负担，进一步干扰体内环境的酸碱值。

肉类、低纤维碳水化合物等酸性食物进入消化系统后，经过氧化分解，就会产生酸性物质，让血液酸化和变得黏稠，不易流到微细血管的末梢，造成器官功能失调。酸性食物还会增加血液里的乳酸、尿酸的含量，这些物质随汗液来到皮肤表面，会使皮肤失去弹性，代谢速度降低，甚至产生汗臭。当血液酸化，身体的缓冲系统就会从骨骼释放钙及其他矿物质，让血液恢复正常酸碱度，假若酸性饮食持续，会增加患骨质疏松的风险。此外，肉类中过多的蛋白质、饱和脂肪酸、胆固醇等，在人体内会生成糖化物攻击身体内的红细胞，令细胞膜崩坏，提高血液中胆固醇水平，使患高胆固醇血症、糖尿病、脂肪肝等疾病的风险也上升，甚至影响心脏功能，增加患心脏病、中风等病的概率。假若长期摄取过量酸性食物、缺乏运动、压力过大，对身体健康将有严重影响。

要留意以下要点：

· 少吃一些肉食，降低动物性蛋白质及动物性脂肪的摄入量。

· 多进食碱性食物，例如豆制品、蔬菜和瓜果，帮助身体中和酸性血液。

· 清淡烹调，避免吃辛辣、油炸食品。

· 避免吃罐装加工食品。

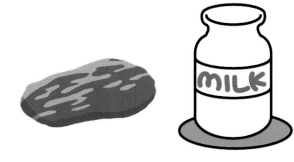

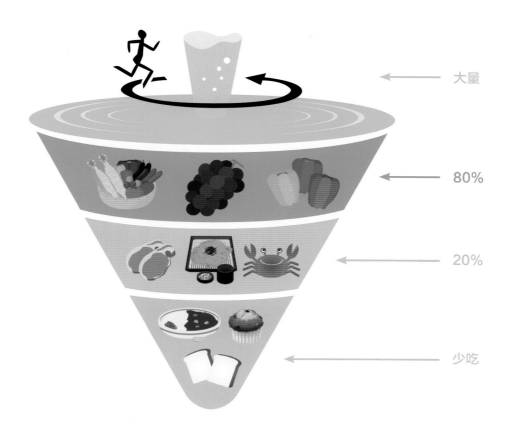

大量

80%

20%

少吃

禁吃
煎炸、高温烘烤、含有防腐剂等化学添加剂的食品

大量水
喝清水帮助排毒

20% 的酸性食物
瘦肉、稻米饭或由稻麦制成的面、新鲜海鲜

80% 的碱性食物
蔬果，以生吃、灼、蒸为佳

少吃加工的酸性食物
精制白米、高糖糕饼及面包

平衡酸碱勿偏食

所谓食物的酸碱性并非指味道，而是由食物进入消化系统后，经过氧化分解所得的代谢产物来决定。如果食物中碳水化合物、脂肪及蛋白质含量较高，代谢过程中就会产生较多酸性物质，尿液的酸碱值会偏酸；如果食物中钾、镁、钙等矿物质及维生素含量较高，代谢产物多呈碱性，尿液的酸碱值会偏碱，所以不是味道酸的就属于酸性食物。

大部分蔬果、豆类、高纤碳水化合物都属于碱性食物，只有少数如玉米、芦笋才属于酸性。碱性食物通常含有丰富的钾、镁、钙等矿物质以及较多的抗氧化物。碱性蔬果和豆类所含的营养，能中和酸性离子，并促使它们通过肾脏排出，维持弱碱性体质。体质酸碱平衡，能维持正常的新陈代谢，减少脂肪积聚，帮助消化，促进循环系统健康。碱性食物除了能维护健康，更是抗衰老的重要元素。蔬果含有天然叶绿素，能净化表皮、消除毒素、对抗污染。坚果含有的不饱和脂肪酸有益于皮肤，能软化皮肤、防止皱纹产生、保湿，让肌肤看起来更年轻。以时令水果或香草发酵所得的天然醋富含优质氨基酸和酵素，不但可以加快糖类和蛋白质代谢、控制血糖，还能调整肠胃功能，避免因便秘所引起的暗疮、肤色暗哑等现象。

想通过食疗方式来活化人体的自愈力，就要懂得平衡摄取酸碱性食物。平衡是自然界里最健康的状态，食物的摄取也一样。虽然经常进食碱性食物对身体未必有明显副作用，但有些病患便不太适合进食过多碱性食物，例如痛风病人，如果常吃豆类及菇菌类等高嘌呤食物（嘌呤经新陈代谢后会变成尿酸），使尿酸水平增高，尿酸盐沉积在关节内会造成关节发炎、红肿，令痛风情况加剧。肾病患者极易出现高钾血症，不适合吃过多高钾蔬果，如果进食过多反而害肾脏无法负担，令毒素积聚在体内，甚至有可能诱发心律失常和肝昏迷。日常饮食中，不可只进食蔬果等碱性食物，因为酸性食物也有其功能，如肉类含有丰富的铁质、蛋白质等，可以预防贫血。每日吃 3 碗不同颜色的蔬菜及两个不同颜色的生果，每日进食 180~300 克肉类，就足以摄取多种营养，保持酸碱平衡的体质。

每餐吃 80% 的新鲜蔬果等碱性食物，配搭 20% 的肉类、蛋奶类等酸性食物，尽量避免煎炸、重口味、油腻的烹调方式，远离所有添加了化学成分的加工食品，是保持弱碱性体质的要则。进食酸性食物时，可以瘦肉、海鲜类为主，因为它们含饱和脂肪酸较少，较为健康。喜欢吃面包和米饭的，可改吃全麦面包、红米、糙米、米糠、小麦胚芽等高纤食物，以增加碱性食物的摄取比例；或是在煮白米前，先用水浸泡 30 分钟，这样能洗掉部分酸性淀粉质。

美味的食物通常都不健康，所以要学会把配额留给最好的食物。既然牛肉高蛋白、偏酸性，那就吃最新鲜的牛肉，别浪费配额吃免治牛肉罐头。如果真的很想吃一些酸性食物例如炸猪排，那最好配大量碱性食物来平衡，蔬果、海带、萝卜等都是不错的选择。

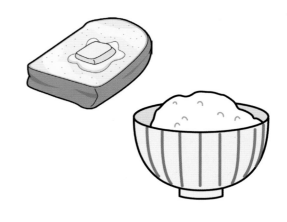

❖ 家常菜常用食材酸碱性 ❖

家常小炒所用的肉类离不开猪肉、牛肉、鸡肉，蔬菜也以荷兰豆、青椒、洋葱等为主，以下集中介绍这些家常菜常用食材的酸碱性，让大家懂得选择，吃出平衡体质。

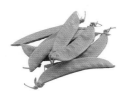

荷兰豆 – 偏碱性

味甘、性平，含丰富维生素 A、维生素 B_1、维生素 B_2、维生素 C 及矿物质，有和中下气、利尿解毒、益脾和胃、生津止渴的功效，亦有助预防黑斑、美白和抗老化。

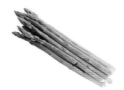

芦笋 – 偏酸性

含丰富叶酸，孕妇食用能补血；还含有维生素 A 和维生素 C，这两样均属于抗氧化物质，可以养颜抗老化。此外，一根芦笋只含约 4 千卡热量，加上丰富的膳食纤维，能促进肠道蠕动，是减肥的最佳食物。不过食用芦笋易增加尿酸，痛风患者不宜多吃。

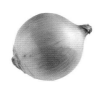

洋葱 – 偏碱性

性温、味辛，中医学上认为它有利尿、杀菌、提振食欲的功效。洋葱含丰富膳食纤维、B 族维生素、钾、钙等，其中的硫化物是强而有力的抗菌成分，提高免疫力之余还能帮助消化。洋葱具有一种特殊辛辣味，是调味良品。

青椒 – 偏碱性

味甘、性温，含丰富维生素 C 和胡萝卜素，这些成分是强而有力的抗氧化剂，能有效对抗自由基，是身体的重要卫士。同时摄取这两种营养，能为身体形成更强的防护网，还能保护视力。青椒中的叶绿素有助将体内的坏胆固醇排出，从而净化血液，预防高血压。因此，青椒经常用于配搭酸性的肉类烹调。

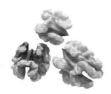

核桃 – 偏碱性

性温、味甘，中医学上认为它有健胃、养神等功效，《本草纲目》亦记载它能补气养血。核桃所含的多不饱和脂肪酸能降胆固醇，对心血管病患者有益。其所含的磷脂能增强脑细胞活力、益智、预防脑力衰退，故外国称之为"益智果"。

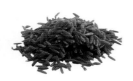

红米 – 偏酸性

性温，含丰富膳食纤维，能促进肠道蠕动、保持肠胃干净。红米具补血理血的功效，适合女性或体虚血弱人士食用，有助改善手脚冰冷、头晕乏力、心悸胸闷等症状。

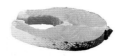

三文鱼 - 偏酸性

含丰富的蛋白质、ω-3 脂肪酸（如 DHA）、B 族维生素、钾、钙。DHA 是促进小朋友脑部及眼部正常发育的重要元素，能活化脑细胞、保护视力、促进新陈代谢。三文鱼骨可用来烧、煎、烤或煮汤。

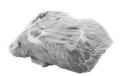

牛肉 - 酸性

味甘、性温，含丰富蛋白质、钾、铁、维生素 B_6、维生素 B_{12}，能益气补血、增强免疫力、预防疾病。因属蛋白质来源，吃过量易使血液酸化，应控制食用量，或配搭青椒、牛蒡、通菜等食用。

鸡肉 - 酸性

鸡肉属于低脂肪肉类，热量低，其脂肪酸以不饱和脂肪酸为主，饱和脂肪也较其他肉类低，不会造成心血管负担。鸡肉富含蛋白质且容易被消化吸收，可以帮助生长发育、增强体力；其所含的 B 族维生素可促进新陈代谢、消除疲劳，适合体弱、产后缺乳的人。不过鸡肉属酸性食物，要控制食用量，或食用时配搭碱性蔬菜、豆类食用。

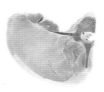

猪肉 - 酸性

猪肉除了含丰富的优质蛋白质和矿物质外，其维生素 B_1 含量是肉类之冠，是牛肉、鸡肉的 8~10 倍，能促进新陈代谢、消除疲劳。猪肉营养价值高，易于消化，是中医食疗中的重要角色，特别适合手术前后的病人、胃溃疡病人食用。不过猪肉的脂肪含量较高，摄取过量很容易因脂质代谢不良，引起血液酸化，因此食用时应配搭碱性蔬菜。

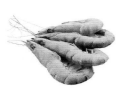

虾 - 酸性

虾含蛋白质、钙及 B 族维生素，有效消除疲劳、降低胆固醇及增强免疫力的功效，适合精力衰退人士食用。虾属于酸性食物，食用时应配搭含丰富矿物质的蔬菜、豆类、水果。

♣ 酸性食物 ♣

食物种类	食物
乳蛋类	蛋黄、奶酪
豆类及豆制品	蚕豆、豌豆、豆腐泡
坚果	花生
蔬菜类	芦笋
海藻	干紫菜
谷物	米糠、麦糠、燕麦、荞麦粉、白米、红米、大麦
饮品	啤酒、清酒
水产类	鲣鱼、鲷鱼、鱿鱼、金枪鱼、章鱼、鲤鱼、虾、蚝、三文鱼、鳗鱼、蚬、瑶柱
肉类	鸡肉、猪肉、牛肉

♣ 碱性食物 ♣

食物种类	食物
乳蛋类	蛋白、牛奶
豆类及豆制品	扁豆、大豆、红豆、荷兰豆、豆腐
坚果	核桃、栗子
水果类	香蕉、草莓、西瓜、葡萄、橙、苹果、柿子、梨
蔬菜类	菠菜、芋头、生菜、胡萝卜、莲藕、红薯、黄瓜、百合、茄子、洋葱、青椒、马铃薯、牛蒡、卷心菜、白萝卜、南瓜、竹笋、松茸、冬菇
海藻	海带、蒟蒻
饮品	茶、红酒、咖啡

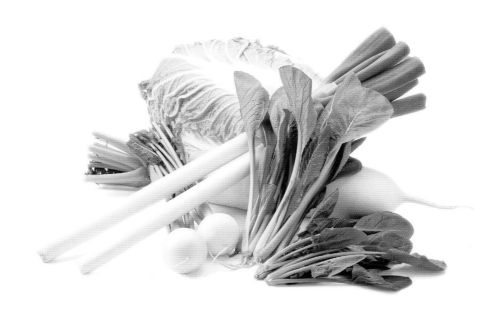

吃好油，保水润

很多女生闻"油"色变，但其实油脂本身没问题，问题只在于你需要多还是少——25 岁前的肌肤，普遍缺水不缺油，来个保湿面膜给皮肤灌灌水，肌肤很快就能恢复水油平衡；但 25 岁以后，代谢减慢，油脂分泌减少，虽然较少油光满面，但随之而来就是肌肤弹性下降，皱纹渐多，皮肤常觉得绷紧，涂抹什么都不吸收。

面对这种情况，除了补水、补胶原，还要补"油"！油脂是身体必需的三大营养素之一，能运送和吸收脂溶性维生素，如维生素 A、维生素 D、维生素 E 等。适量摄取油脂有助健康，可保持肌肤透亮，发丝柔韧有光泽。市面上有很多种油类供选择，有动物性油脂如牛油、猪油，还有氢化植物油如植物牛油、固体菜油等，这些油脂含大量饱和脂肪酸或反式脂肪酸。联合国粮食及农业组织建议油脂摄取量应不超过人体每天所需能量的 10%，过量摄取会增加患心脏病的风险，椰子油却例外。椰子油的主要成分是中链饱和脂肪酸，其中所含的 50% 的月桂酸（lauric acid）能提升血液中高密度脂蛋白胆固醇的含量，也是母乳中重要的饱和脂肪，能促进代谢和脂肪燃烧，还能用于外涂，来治疗湿疹、疥疮等，但一定要用初榨冷压椰子油（extra virgin cold pressed coconut oil）。

特级初榨橄榄油（extra virgin olive oil）是第一次以冷压榨压出来的橄榄油，最能保留养分，其中丰富的抗氧化物如维生素 E 及橄榄多酚（hydroxytyrosol）能有效防止皱纹、保护血管，拥有"地中海液体黄金"的美誉。希腊人是全球使用橄榄油最多的人，平均每人每年食用 26 升。他们多食用蔬菜、豆类及海鲜，多用含大量单不饱和脂肪酸的橄榄油，所以患心脏病的风险也较其他国家人口低。希腊人喜欢在洗澡后在身上涂上橄榄精油，因为橄榄油的脂肪酸成分与人体皮脂成分很相似，使用橄榄油来护肤时，肌肤不会产生排斥，能发挥极佳的保湿效果。但要留意市面售卖的橄榄油多是精制的，营养已大打折扣。

如要煎炒，我会用初榨冷压椰子油或少量葡萄籽油，其发烟点较高，用途更广。葡萄籽油最重要的成分是亚麻油酸（linoleic acid）及原花青素（oligo proanthocyanidin）。亚麻油酸是人体必需但又不能合成的脂肪酸，可抵抗自由基、抗氧化，更能帮助

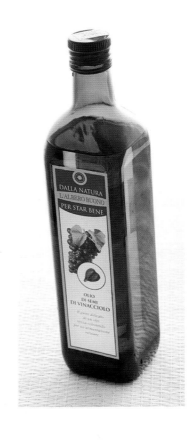

维生素 C 和维生素 E 吸收，稳定胶原蛋白，改善静脉肿胀、水肿等。原花青素能保护肌肤免受紫外线侵袭、预防胶原纤维及弹性纤维的退化，让肌肤保持弹性及张力，防止皮肤下垂及皱纹产生。葡萄籽油亦含有抗氧化剂黄酮类化合物（flavonoids），可减少血液中的坏胆固醇，增强血管健康。胶原蛋白是年轻肌肤不可或缺的物质，葡萄籽油的抗氧化能力、稳定胶原蛋白的特点，使其被誉为"吃的护肤品"。

只要选对"好油"，自然能轻松达到护肤效果。好油，多吃无妨，每人每日的总油脂摄取量不高于 60 克（即 3~4 汤匙）就可以。

❖ 好油外用 ❖

除了通过食物吸收油脂来达到护肤功效，好油还能直接用于肌肤上，使营养深入渗透，改善干燥起皱或干裂等问题。

面部护肤

洁面后，将几滴橄榄油滴在手心，轻拍面颊，用掌心温度轻微按摩。然后将热毛巾盖在面部，待毛巾变凉，再将毛巾取下。热毛巾敷脸能帮助皮肤吸收营养，改善暗哑干燥。

滋润身体

将海盐与橄榄油按 2:1 比例混合，充分按摩干裂部位，待吸收一段时间后戴上手套和穿上棉袜，使橄榄油的营养能充分渗入肌肤，等待 1 小时后洗净。第二天起床后，用砂糖混合橄榄油轻轻搓揉肌肤约 30 秒，再用温水清洗，能达到滋润和去除旧角质层的效果。

唇部护理

用热毛巾敷嘴唇约 30 秒软化角质，然后将 5 毫升橄榄油加一茶匙砂糖调和均匀，取适量沾上嘴唇并轻轻按摩 2~3 分钟，再用热毛巾热敷双唇 1 分钟，然后将砂糖及橄榄油抹去，之后使用天然植物性润唇膏，能保持双唇柔软、饱满水润。

漱口杀菌

油拔法（oil pulling）是一个流传自古印度的保健方法，早上空腹以一汤匙有机椰子油漱口 15~20 分钟，然后吐掉，再彻底清洁口腔。其原理是油的附着性高，比水容易充斥口腔中的牙齿、牙龈与黏膜，可以帮助清除口腔黏膜上的毒素，软化牙石，减低牙周病及牙龈肿痛问题的发生。苏格兰大学的研究指出，使用椰子油进行油拔法，最能发挥杀菌作用。

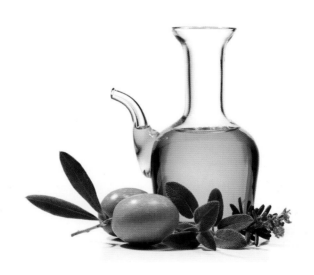

吃走自由基

人经由呼吸将氧气吸入体内，利用氧使摄取的食物得以燃烧，转换为能量。此时，部分的氧会变化，产生自由基。为了使自由基无害，人体内有被称为"防锈酵素"的抗氧化酵素。但当自由基大量增加或因为年龄增长而使酵素的力量减弱（40 岁开始，抗氧化酵素作用逐渐衰退，必须从外补充酵素），而无法抵抗自由基时，身体会形成氧化状态，加速老化。空气污染、环境污染、日晒（紫外线）、饮食不健康、剧烈运动、压力等，也会导致身体氧化速度加快。

✤ 导致自由基增生的幕后黑手 ✤

污染

城市空气污染厉害，二氧化碳、悬浮粒子、细菌等等均是皮肤的隐形杀手，会加速皮肤氧化，导致轻微发炎甚至过敏。德国博士 Andrea Vierkotter 及 Krutmann 的研究指出，皮肤基底细胞及黑色素细胞上，有种被称为"AhR"的细胞受体，它会跟空气中的毒素、污染物例如重金属结合，引发黑色素增生及一连串老化反应。除了空气污染，环境污染也会影响皮肤。英国一份科学杂志曾报道，辐射电磁波会干扰帮助入睡的褪黑素的产生，影响睡眠质量。贴身携带手机、常煲电话粥、睡觉时手机放枕边，更会导致人体内辐射累积，让体内自我修复系统疲劳，使自由基大量增生，影响皮肤健康。

日晒

强烈的紫外线会刺激自由基攻击和破坏细胞，导致细胞死亡和代谢紊乱，造成色素沉积，有机会晒出黑斑和皱纹，加速肌肤衰老。紫外线亦会破坏头发中的蛋白质，令发丝变得暗哑、枯黄、开叉，甚至脱落。

饮食不健康

城市人吃得多，吃得杂，经常吃到加工食品、重口味的东西，甚少有机会吃到天然新鲜的食物，大量消耗酵素的同时，也使毒素积聚在体内，引致衰老。

压力

精神压力、情绪突变（失恋、丧亲、失业等）、过度疲劳、睡眠不足等也会导致体内产生大量自由基。

剧烈运动

剧烈运动会消耗大量的氧，促使自由基大幅增加，长期做剧烈运动的人，即使身材苗条结实，但外表会比实际年龄显老。世界各地已有不少专家指出，不用消耗大量氧的运动如瑜伽、静坐、快步行、气功等，才是上乘养生健体之道。我就是从 20 岁开始完全不做剧烈运动，只做快步行及静坐气功。

✤ 抗氧化营养物 ✤

想要健康不要老，必须减少自由基侵袭，同时摄取大量抗氧化营养物，不断补充酵素精华，加强抗逆能力。下面这些营养素都是抗氧化高手。

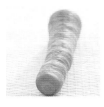

类胡萝卜素

类胡萝卜素能被肝脏转化成维生素 A，起到保护视网膜、抗氧化的效果。其主要食物来源是黄色、橙色、红色蔬果，最常见于胡萝卜、菠菜、西红柿之中。

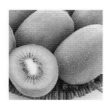

维生素 C

维生素 C 是强效的抗氧化物，能直接中和自由基，有抗衰老、美白淡斑、刺激胶原更新的功效。蔬果如橙子、奇异果、西柚及芒果均含丰富的维生素 C。不过维生素 C 容易被氧化，温度过高或跟空气接触太久便会流失，建议生吃蔬果和即切即食。

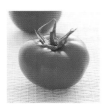

番茄红素

番茄红素具消除疲劳、美白肌肤、预防子宫颈癌及乳腺癌、抵抗自由基等功效，更能降低热量摄取，减少脂肪积聚。西红柿皮是番茄红素最集中的地方，烹调过的西红柿中的番茄红素更易被吸收。

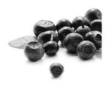

原花青素

原花青素是多酚类的一种，存在于巴西莓、蓝莓、葡萄等食物中，具强力抗氧作用，能清除代谢中产生的自由基，防止胶原蛋白分解，延缓皱纹出现，使皮肤光滑、富弹性。此外，它还有抗血管硬化，预防心脏病及脑中风的功效。

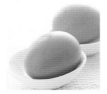

维生素 E

维生素 E 性质稳定，可增强代谢、对抗胶原流失、改善皮肤自我滋润能力等。维生素 E 可于鸡蛋、谷物、坚果等食物中找到。

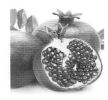

鞣花酸

鞣花酸是存在于众多蔬果中的天然酚类抗氧化剂，常见于石榴、枸杞等食物中。日本的研究指出，鞣花酸除有益心脏健康外，亦可抑制皮肤组织中黑色素的形成，还可保持肌肤的弹性，减少皱纹。

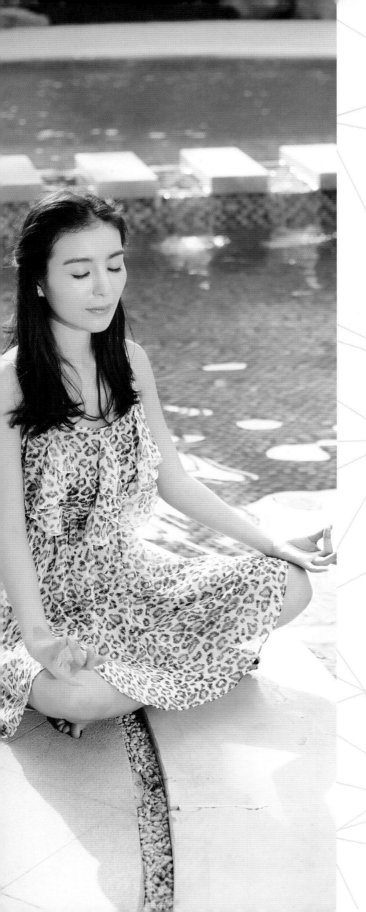

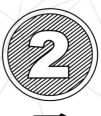

习惯决定你的肤龄

我预防肌肤老化的秘诀是要保持身心愉悦和良好的生活习惯，经常保持开朗的笑容，散发健康亲切的魅力，与昂贵的护肤品完全没有关系。除了通过心灵的力量令肌肤更加健康，还要养成良好的生活习惯——饮食正常、睡眠充足、正确护肤。无论你有多忙，这三大基本秘诀也要坚持，渐渐地你就会发觉，减慢衰老，逆转肌龄，轻轻松松就能做到。

经期补身法：28 天逆转肌龄

女生每月一次的生理烦恼，总是带来水肿、心情烦躁等问题，其实配合生理周期调理身体能让减肥美肌事半功倍，让女生们轻轻松松拥有红润透亮肌。女人懂得补，轻身不易老。

中医学认为"寒"的特性是"收引"，血得寒则"凝"。很多女性气血较弱，加上每月来经，虚耗气血，寒气凝结在子宫，使血气收缩，无法通行，容易四肢冰冷、头晕目眩、面色淡白。加上现代女性运动量少，爱吃寒凉食物，极易导致气血受寒而凝滞、经血排出不畅，引发痛经，严重者可造成月经失调，腰酸腹痛难以忍受，甚至剧痛昏厥，同时伴有恶心呕吐，经血中出现暗红色的血块。

中医学讲求阴阳平衡、气血通畅、脏腑运作得宜，若脏腑功能失调，气血不顺、阴阳失调，肤色就容易黯沉，显得衰老。在五行中，肾属水，与黑色相应，肾气亏损，肌肤缺少精气滋润，肾之色"黑"就浮越于上，皮肤会显得暗哑发黑。肝藏血、主疏通，压力大、精神疲劳会造成肝气郁结，继而引发气血紊乱及瘀滞，肤色便会偏黄及黯沉。脾主力吸收营养，再分配至各个脏腑，如果脾脏失调，气血不通，导致饮食失调影响消化，就会出现脾虚现象，影响肤色，令皮肤偏黄。要想使肌肤白滑、面色红润，就要调畅气血、内外生温。

❧ 从肤色看脏腑健康 ❧

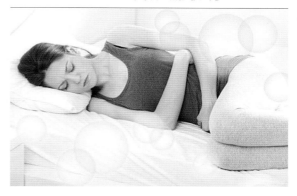

面无血色 → 血虚

肤色青白、疲倦、头晕、手脚冰冷，多是血虚的表现，其原因多是运动太少、常吃冰冷食物，或常处于空调房内导致血气不足、体质虚寒，容易怕冷及痛经。

肤色黯沉 → 肾气不足

肾气是指肾精所化之气，反映肾的功能状态。肾气不足，则代谢减慢，废物积聚体内，会让肤色黯沉。

黯黄粗糙 → 阴血不足

常熬夜、睡眠不足会引起虚火上升，体内燥火多会导致身体和皮肤易积聚污物，继而引发便秘、口干和皮肤粗糙等问题。要改善问题就要滋阴及清内热。

♣ 28 天周期补身法 ♣

中医学提出了月经周期疗法，方法是将女性生理周期分成行经期、经后期、经间期、经前期 4 个阶段进行调理：行经期调经、经后期养血滋阴、经间期活血化瘀、经前期助阳理气。只要配合 28 天周期适时补身，调整脏腑阴阳气血的平衡，就能轻松地美肌瘦身。

行经期·第 1~5 天

由经期初来的一天开始计算，是中医上所说的"阳转阴"的阶段。这五天女性体内黄体素和雌激素的分泌较少，身体较虚弱，心情易烦躁，体重停滞。此期的重点在于"通"：排出经血，去除陈旧瘀浊，以利新周期开始。假若气血滞行，经期头三天量少，经期就会拖长，影响代谢。这段时间应进食理气行滞、活血化瘀的食疗汤，例如温经汤、益母草鸡蛋汤等。

经后期·第 6~12 天

此时月经刚结束，阴血耗伤，在中医上属"阴血生发"的阶段，会有血虚的情况。但此时情绪相对稳定、消化代谢较佳，体内雌激素分泌旺盛，皮肤显得光滑。这段时间最适合补身，应以补虚养血的食疗为主，例如喝桂圆肉炖乌鸡汤、补铁美色汤等。最简单的方法是直接食用红枣，亦可用原粒红枣搭配桂圆、枸杞子等温补食材一起冲泡饮用。还可选择喝补身酵精或圆枣补茶。

经间期·第 13~16 天

这个阶段是"阴阳转化"的过程，如果转化得好，排卵顺利则容易怀孕。不过长期紧张、肾气不足、脾运凝滞，会导致阴阳转化过程不顺，影响气血活动和排卵，容易引发痛经。这时期应选用滋养活血、温阳理气的食疗方，以促进气血循环，达到顺利转化，排出卵子的目的，例如进食滋补脾肾的补肾双子鸡、滋肝补肾乳鸽汤等。

经前期·第 17~28 天

排卵后至下个行经期，属于"阳长阴消"的阶段，此时心肝气火偏旺，脸上易长暗疮粉刺，人容易脾气暴躁，而且代谢明显减慢，可引起水肿、体重上升。食疗方面应以调肝为主，并兼顾养血、清热、清心及健脾，例如可喝清肝明目汤等，同时要吃得清淡，多吃蔬果，做适量运动，保持身心舒畅。

女性每个月月经周期都呈现规律性的变化，只要配合周期来适时进补，就能轻松逆转肌龄。所以并非年纪大才要补，想青春不老，就要从年轻时开始补。

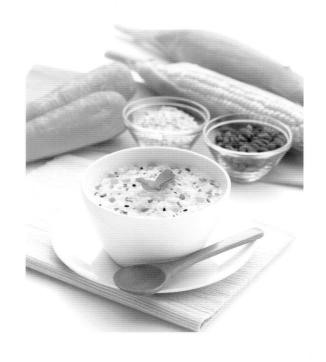

美容觉
——最天然有益的护肤品

"早睡早起身体好"这句话人人皆知，但又有几人做得到。熬夜除了影响健康，更会导致发胖和损害皮肤。肤质暗哑粗糙、熊猫眼、眼袋等情况，通通与熬夜和睡眠不足有关。

人体大脑中有种被称为松果体（pineal gland）的结构，当它感应到我们身处漆黑环境时，便会分泌出一种特殊的激素——褪黑素（melatonin）。褪黑素只会在夜间分泌，能调节生理机能，帮助入睡及提升睡眠质量，让身体慢慢地进入梦乡，其分泌高峰期在晚上 11 时至凌晨 2 时。随着太阳升起，当白天的光线透进视网膜时，褪黑素分泌会被抑制，人因而醒过来。所以我们最理想的入睡时间为晚上 11 点前。但现今都市人的入睡时间往往在 11 点之后，错过了让自己拥有高质量睡眠的机会。

除了褪黑素，睡眠不足还会影响两种激素的分泌，分别是瘦素（leptin）及饥饿激素（ghrelin）。睡眠不足时，瘦素分泌会减少，饥饿激素会增多，这使我们感到饥饿，容易肥胖之余，体内的肾上腺素和皮质醇指数也会提升，使身体的游离脂肪酸相对增多，令内脏和腹腔更容易积聚脂肪。睡眠不足更会令胰脏分泌的胰岛素减少三分之一，代谢亦会比正常减慢 8%，整体的卡路里消耗变少，有可能导致肥胖、抑郁症等。美国权威医学期刊亦指出，睡眠不足与成年发病型糖尿病风险增加有关，后果可大可小。

熬夜会影响健康和致胖，那么它对肤质又有什么直接影响呢？有研究指出，肌肤细胞的运作是由对光源敏感的昼夜节奏（circadian rhythm）所控制。白天肌肤会处于一种紧绷状态，因为细胞一直积极防御外界的伤害，肌肤内的营养也随着压力、空气污染、紫外线及代谢而消耗，肌肤因此变得暗哑干燥。到了夜间熟睡时，肌肤细胞就会进行自我修护，代谢变得活跃，相当于白天的 2~3 倍，是肌肤更新的黄金时机。假若未能把握夜间熟睡时间，肌肤就会因为未能补充养分和更新细胞而显得衰老疲倦。相对地，只要在适当的时间入睡，睡前选用合适的护肤品，强化肌肤自然事半功倍。

传统中医学认为，"子午觉"最能提升睡眠质量。《黄帝内经》认为，"阳气尽则卧，阴气尽则寐"，又说"子时大睡，午时小憩"，指的是子时（晚上 11 时至凌晨 1 时）前睡觉和午时（上午 11 时至下午 1 时）小睡片刻。中医学认为，子时阴气最盛，阳气最弱，其后阳气转盛，而阴气转衰；午时阳气最盛，阴气最弱，其后阴气转盛，而阳气转衰。子时和午时都是阴阳交替的时间，分别为人体经气"合阴合阳"的时候，这两段时间睡眠效果最好，睡眠质量也最佳。

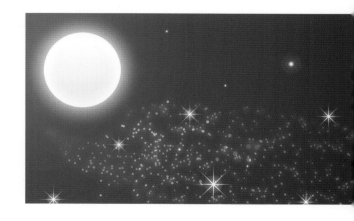

中医又认为一天中的每个时段都对应不同的经脉和脏腑，如果不休息，脏腑无法正常工作，身体内的毒素无法排出，容易影响身体和肌肤健康，这点跟西医学分析如出一辙。晚上 11 时到凌晨 1 时，是肝经当班的时间，在肝气旺盛时休息，易消除疲劳和促进排毒。同时 11 时到凌晨 2 时是褪黑素分泌最旺盛的时段，这段时间入睡有助提升睡眠质量。凌晨 3 时到凌晨 5 时，是肺经旺盛的时段，肺经的运行也会影响皮肤，晚睡熬夜皮肤容易显得粗糙暗哑。清晨 5 时到清晨 7 时，是大肠经作用的时间，起床后喝一杯清水和吃高水分纤维的蔬果，能促进肠道蠕动，将体内毒素排清。另外，还有研究证实，晚上 11 时至凌晨 3 时，表皮细胞的代谢最活跃，肌肤修复、细胞更新、老化角质排出都在这段时间发生。换言之，想拥有健康的身体、亮丽紧致的肌肤，要尽量在晚上 11 时前入睡。

❖ 天然方式助眠养生 ❖

睡眠不足会对身体和皮肤造成负面影响，不过都市人生活节奏快，有时候并非不想睡得好，而是辗转难眠。西医学认为，失眠主要受环境、饮食、生理、情绪等影响。中医学则认为，睡眠状态与人体内的气血循行及阴阳盛衰有直接关系，尤其是与心的温阳功能与肾的滋阴功能是否协调最为有关，失眠主要是心的问题，只要调和气血、平衡阴阳、养阴安神，自然能解决失眠问题。

环境舒适

睡房应保持空气流通、宁静舒适，气温保持在23~26℃，睡前使用柔和的灯光更能刺激松果体，使其变活跃，分泌出褪黑素。在寝具方面，要配合个人体形选择软硬和高度适中的床褥和枕头，适合冷暖天气的被铺，也要经常更换床单和被铺，保持睡床整洁。

睡前不进食

睡前 4 小时不进食，晚餐吃至七分饱。睡前可以喝一杯暖和的蜂蜜牛奶，因为牛奶所含的色氨酸，是大脑制造褪黑素的原料；牛奶蕴含丰富的乳糖和钙质，能缓解脑细胞的紧张状态，帮助身体更好地放松；而蜂蜜有助整夜保持血糖平衡，避免早醒。但切忌喝过量，否则第二天醒来会眼睑浮肿。

适量运动

运动时，身体会自行制造快乐激素内啡肽（endorphins），带来畅快愉悦的感觉。每天做20~30 分钟轻量级的有氧运动，有助舒缓压力，但谨记睡前 4 小时应停止剧烈运动，否则可能因兴奋而失眠。睡前做柔软的伸展运动如瑜伽和拉筋，能放松绷紧的肌肉，有助睡眠。

放松减压

睡前泡浴或泡脚时，加一点花香精油，例如薰衣草、玫瑰花等，能帮助安抚情绪。热水有助促进血液循环及畅通经络，配合按摩，能让全身肌肉放松，身体在松弛状态下更容易入睡。但最好不要上完网或看完电影就立即上床睡觉，因为心情紧张以及电脑、电视释放出的光线会影响睡眠。

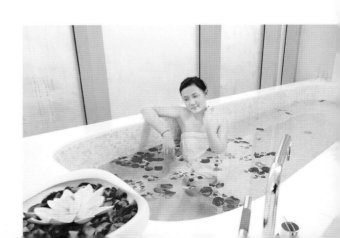

夜间护肤智慧

每晚 11 时到凌晨 3 时是肌肤的黄金修复时段，睡前彻底清洁肌肤，敷上保湿面膜，让肌肤充分吸取养分，是逆转肌龄的关键。不论多累，睡觉前必须彻底卸妆及清洁皮肤，否则污物会堵塞毛孔，造成粉刺暗疮，而血液也不能充分到达皮肤表层，令皮肤无法得到足够的休息。洁面后就轮到爽肤及护肤程序了。肌肤细胞在日间和夜间有不同的工作：日间需要对抗污染、紫外线等，保护肌肤；夜间则要修复受损细胞，令肌肤还原。所以日夜需用到的护肤品功能重点不同，晚间应注重保湿和修复。

洗澡洁面后，毛孔受热张开，此时是皮肤最易吸收养分的时间，此时使用晚霜，营养成分能深入肌肤底层，滋养护肤效果更佳。除了日常护理，每星期应敷 1~2 次面膜，让肌肤能更快地吸收护肤品。不过懒人想敷面膜却又想争取时间睡觉的话，大可选择睡眠面膜（sleeping mask），涂完就能直接去睡，一边睡觉一边为肌肤补水保湿，让肌肤醒来的时候变得更水润，早上上妆更服帖。

睡眠面膜主要配方是胶状大分子，能为皮肤表层筑起一层锁水薄膜，让肌肤能吸收更多营养。但要注意，面霜和睡眠面膜不是涂得越厚越滋润，涂得太厚反而会阻碍肌肤呼吸，涂抹薄薄一层覆盖全脸即可。如果你属于油性肤质，起床后发现面部油脂分泌特别多，皮肤黏腻，就不大需要整晚敷睡眠面膜，只要晚上敷 20 分钟左右再用纸巾拭去多余的面膜就可以。

尽量避免使用含矿物油（mineral oil）、羊毛脂（lanolin）、蜜蜡（paraffin wax）等成分的晚间护肤品，否则会导致皮肤营养过剩，引起脂肪粒。同时，要尽量选择成分天然的面霜和面膜。《选择》月刊曾针对面膜进行测试，检测了 13 款睡眠面膜及 17 款声称有保湿、滋润或舒缓作用的面膜，其中 17 款含有可致敏防腐剂，修护不成更有可能刺激皮肤。

睡前应保持室内湿度适当，尤其是在使用暖炉或暖风机时，更要在房间内摆放加湿器或于床前放置一杯清水，将水气加到空气中，以免肌肤水分被蒸发掉。

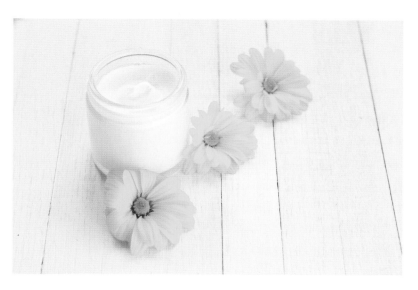

美容大忌
——烟酒不离手

吸烟喝酒是不少现代都市人的减压方法，不过长期烟酒不离手，所得到的坏处绝对超乎你的想象。长期吸烟喝酒除了危害健康及容易引致癌症，更会增加患心血管病、呼吸系统疾病的风险。长期抽烟喝酒的人甚至比不吸烟不喝酒的人早十年出现皱纹！

尼古丁（nicotine）是一种存在于茄科植物中的生物碱，是烟草的重要成分。尼古丁会使人上瘾或产生依赖，重复使用会增加心跳速度和升高血压并降低食欲，所以有的人会产生"吸烟减肥，戒烟发胖"的错觉。实际上吸烟除了引致癌症和各种疾病，更会严重影响皮肤健康。烟草中所含的尼古丁等有害成分，会让皮肤角质层的水合力及皮肤表面的水脂化合物含量下降，使皮肤变得干燥、粗糙，不能保持柔润和光泽。吸烟还会抑制能保持肌肤弹性的骨胶原增生，同时对皮肤血管有收缩作用，令吸烟者的两侧眼角和上下唇出现放射状皱纹，两颊显得松弛，可见皮肤皱褶形成的深沟，颊部和下颌呈现出无数浅淡细纹。吸烟十分钟已可减少身体及皮肤近一小时的供氧量，加速老化。吸烟亦会导致头发枯黄和早年白发，男性吸烟者早年秃头的人数近乎非吸烟者的两倍；出现早年白发现象的概率也较非吸烟者高 3~6 倍。美国内科医学会研究发现，一天抽一包烟的人，一年之后产生皱纹的概率是非吸烟者的两倍；吸烟 50 年以上的人，皱纹会明显多出 4.7 倍，如果加上日晒，吸烟者的老化指数会高出 12 倍！

相对吸烟，喝酒的"杀伤力"看似没那么强劲，但其实过量喝酒不但会导致高血压，更是肥胖和皮肤干燥敏感的隐形黑手。酒精的热量并不低，1 克酒精便已经有 7 卡路里热量，一瓶啤酒的热量相当于半碗饭。鸡尾酒更属于高糖高 GI（血糖生成指数）饮品，因为它在制作过程中加入了大量糖浆及果汁，饮用后会大幅提升血糖水平，一杯的卡路里约有两碗白饭的量；而且它的酒精浓度偏高，摄取过量会影响脂肪代谢，使人形成"啤酒肚"，同时增加肝脏负担。近年流行喝威士忌或芝华士加绿茶，这种喝法最易致胖。绿茶冲淡了酒精，不知不觉就容易喝多；而且大部分地方供应的绿茶都是蜂蜜绿茶，所谓的蜂蜜也只是糖水。有研究指出，人体会优先消耗酒精，若在进餐前喝酒，正餐中的热量就很可能以脂肪的形式储存起来。

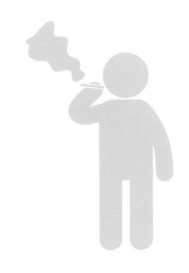

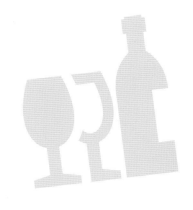

　　喝酒除了致胖，酒精更会减少皮肤中的油脂数量，令皮肤脱水，间接影响皮肤的正常功能，使人容易出现细纹。此外，酒精会让皮肤层的微细血管扩张，导致肤色泛红、感觉温热，还可使皮肤变粗糙。当然，适量喝酒仍然有助于心血管健康。真的要喝酒的话，首选红酒或白酒，因为红酒和白酒的卡路里较低，红酒本身更含有具抗氧功效的白藜芦醇（resveratrol）和红酒多酚（red wine polyphenols）。香港大学的专家指出，白藜芦醇有助延缓正常人体衰老，达到保青春抗老化的功效。但要避免喝酒精浓度高的伏特加、威士忌等烈酒，以及高卡路里的啤酒、香槟、苹果酒和咖啡甜酒等。

　　烟酒的毒素会积聚于肝脏，加重肝脏负担。在中医学说中，肝脏是负责排毒的器官，肝虚者胆汁分泌不足，易导致消化不良，皮肤容易长暗疮，大腿内外侧及腰部两侧容易肥胖；此外，人还容易发脾气、有口臭、失眠等。所以吸烟喝酒者，更应着重养肝。多吃绿色蔬果，其中所含的叶酸和丰富的膳食纤维有助清除体内毒素，有舒肝清肝、增强排毒的功效。我建议烟酒人士不妨多吃高纤维防便秘的菠菜和芹菜、可加快脂肪分解的奇异果、利水消肿的海藻和冬瓜，这些都是有益养肝的绿色食物。当然，想保持容光焕发，还是应该及早戒掉烟酒。

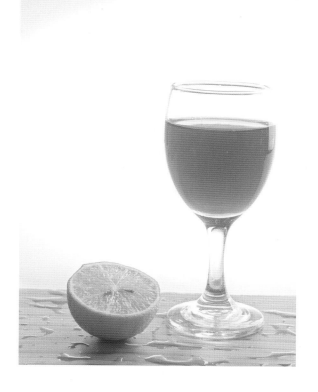

全天候防晒

每隔几年就会吹起古铜色肌肤热潮，让女生都有冲动想晒黑，不过要拥有均匀健康的古铜色肌肤绝非易事。强烈的紫外线会刺激自由基攻击和破坏正常细胞，导致细胞死亡和代谢紊乱，造成色素沉积。一不小心"晒过头"，难以变回白滑肌不说，更有可能晒出黑斑和皱纹，加速肌肤衰老。所以美白对大部分女生来说，仍然像空气和水一样，是生命里不可缺少的一环。

防晒是对肌肤表层予以保护，使其不受紫外线伤害而产生黑色素；而美白则是针对已形成的问题进行深层修护。如果没有做好防晒工作，那么美白保养就会事倍功半。所以全天候防晒，是美白嫩肌第一步。以下是防晒必备产品：

太阳镜

秋夏两季最适合户外活动，但灿烂的阳光却叫人又爱又恨，既让我们享受舒适的日光浴，同时也刺激肌肤及双眼。双眼长时间受到日晒，眼球细胞日渐受损，长期累积下来会加速眼睛老化，使泪液分泌功能变差，结膜也有可能产生黄斑，严重的更有可能导致白内障及青光眼，所以太阳镜成为必备防晒品之一。别以为有黑色涂层就能遮挡紫外线，很多所谓的太阳镜并不能遮挡紫外线，戴上这类假太阳镜后，瞳孔会以为环境阴暗而放大，结果透过瞳孔进入眼球的紫外线反而比不戴太阳镜还多，很易弄伤眼睛。所以选择太阳镜时，应注意其是否具有过滤紫外线的功能，产品应标明镜片能够过滤至少 98% 的紫外线，可利用眼镜店的 UV 测试器，将镜片放在仪器上，呈现 0 度即代表能阻隔紫外线。呈弯月形或阔边的太阳镜，还能阻挡从左右两边而来的紫外线。

日常生活中，可多吃有益眼睛健康的食物，例如胡萝卜、南瓜、菠菜、莜麦菜等深绿色及红黄色蔬菜。这些食物富含维生素 A 原，在体内可转化成对眼睛有益的维生素 A，维生素 A 能使泪液分泌正常，预防夜盲症及避免眼睛干涩；黄豆含有 B 族维生素，能改善眼睛疲劳的情况；蓝莓中所含的抗氧化物质花青素，能保护眼部的微血管，减缓视力恶化；其他食物如鸡蛋、鱼类、虾、花椰菜、枸杞子、菊花、牛奶等，多吃也能维持眼睛健康。美国国家眼科研究所亦有研究指出，ω-3 不饱和脂肪酸对眼部血管和视网膜细胞都具保护作用，能延缓双眼老化。

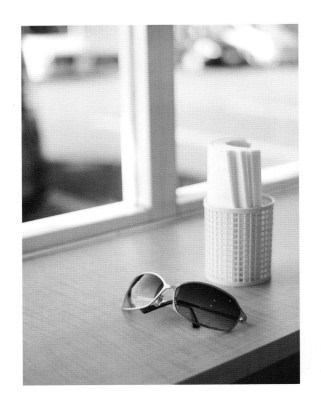

太阳伞

烈日当空，在街头步行时，最先受到紫外线伤害的正是我们重要的头发。紫外线会破坏头发中的蛋白质，令发丝变得暗哑、枯黄、开叉，甚至脱落。除了使用头发修护产品外，最简单直接的防护方法就是撑太阳伞外出，减少阳光照射和晒伤头发。普通雨伞虽可遮挡阳光，但对于抗紫外线没太大作用。选择太阳伞时要注意伞上的吊牌、伞内标示是否有抗紫外线的字样，一般来说，棉、丝、尼龙等质地的伞面抗紫外线效果较差，只有加了特殊涂层及抗紫外线处理的质地才能够抗紫外线。伞面颜色越深越好，黑色、深蓝色、深绿色等颜色的伞相对地较能有效抗紫外线。

防晒霜

适量接受阳光照射能协助身体制造维生素 D，帮助钙和磷的吸收，促进牙齿和骨骼正常生长。但长期接受暴晒，阳光中的紫外线会引发皱纹、斑点、老化，严重的更会导致皮肤癌。澳洲昆士兰医学研究院的研究证实，每天使用 SPF 15 或以上防晒指数产品的测试者，比起偶尔使用的，其皮肤的老化程度减少了 24%！所以即使不涂任何护肤品，也一定要涂上防晒霜，做足防晒工作。防晒霜一向给人黏腻的印象，其实现在市面上有很多防晒乳液也强调清爽、保湿、防汗，只要选对产品，即使是油性或暗疮性皮肤也可以轻松防晒。一般来说，啫喱型和喷雾型配方是最清爽的，在选择产品时留意"Oil-free（无油配方）""Mattifying（吸油成分）""Gel Based（啫喱配方）""Non-comdeongenic（不阻塞毛孔）"这些字眼，就可以找到不黏糊糊的防晒产品。

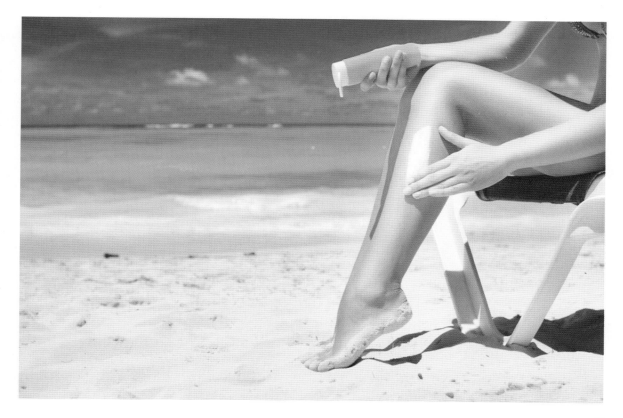

不缺水，肌肤才不会老

大概是出于五行八卦中"水生金"的理论，粤语里把"水"看作"财"的象征。不管周易怎么说，至少对肌肤来说，水确实是最宝贵的东西之一。水分首先是肌肤健康的基础，如果长期缺水，肌肤的衰老、敏感甚至病变，都会随之而生，这是我们所需要的水分的底线。水分更是肌肤美丽的源泉，肌肤内部水分充足，才会有好的肤色，肌肤看起来滋润而且饱满，恰似青春呼之欲出的感觉，这样一切护肤问题都能迎刃而解。对于肌肤来说，滴水等于寸金毫不为过，所以要做好补水保湿工作，培养肌肤的锁水能力，让肌肤时刻保持水润、有光泽。

清洁有度

洁面的底线是——不能洗干肌肤里的水。与真正具有保湿功能的护肤品相比，洁面产品的功能和它在肌肤上停留的时间决定了它并不是"补水"的第一选择，但却是之后让肌肤能够良好地吸收水分的基础。

一般来说，无泡的乳霜状洁面产品比泡沫洁面产品感觉更加滋润，但滋润和清洁力之间需要足够的平衡，因为作为护肤的第一步，只有去除障碍，后面的补水保湿步骤才能顺利进行。所以如果不是极干性和敏感性肌肤，无需对泡沫洁面产品过于警惕，只要避开碱性皂基就可以了。

化妆水补足水分

缺失水分的肌肤，看上去总带些干燥的苍白，而明亮剔透的视觉效果，一定是内部水分丰沛时才有的。使用化妆水的过程，就是令肌肤组织慢慢享受水分浸润，直达深处的过程，所以化妆水不仅要用，还要让它在肌肤上多流连片刻，让整个角质层都能接收到足够的水分，体会到"补"的感觉。这一步对于弥补水分的流失至关重要。

精华液强化保湿

说到保湿，就不得不提精华液了。一般来说，精华液都有比常规护肤品更优秀的渗透性，能够到达肌肤更深处，弥补长久以来的水分亏空，同时提高其他护肤品的渗透能力。保湿精华液中含有的营养成分还可以通过提高肌肤活力、强健肌肤组织的原理，提升肌肤保水的能力。长期干燥受损的肌肤，由于细胞吸收能力有限、海绵组织塌陷等种种原因，往往对水分消化不良，修复肌肤的锁水功能，也是保湿精华液的重任之一。

适度"补油"

补水就一定要用高含水量的无油产品，这是感官给我们带来的误区。即使是无油乳霜，其中也会含有水之外的醇或酯类成分，以确保水分能够到达肌肤内部并长久保存。在做足以补水为主的护肤程序之后，用适当的油脂将水分尽量锁住，会令肌肤的丰润度更加持久。尤其对于秋冬季面部容易起皮屑的人来说，补水和补油几乎同样重要。

密集补水

对于已经被干燥损害的肌肤来说，适当的密集补水护理十分必要，如此才能将受损肌肤迅速扳回正轨。而每周至少两次的面膜"加餐"，除了立竿见影的补水效果外，也是提升肌肤保水能力的好办法。

调理角质，重建保湿屏障

调理角质，就好比修复吸水的海绵，不管是补水还是锁水，都要有健康的角质作为保障。角质层过薄，水分吸收起来容易，蒸发得也快；角质层过于厚重，会阻止水分有效进入肌肤底部，而内部结构过于松弛和受损严重的角质将严重影响肌肤的保水功能。

如果你的症状是角质过薄或不健康导致的紧绷干燥，那么保湿本身就是对角质的一种修护，只不过在保湿之余，还需要矿物质和胶原蛋白等辅助成分促进角质修复，达到良性循环的效果。如果是角质过厚引起的吸收不良，适度去角质会加强水分和保湿成分的吸收。

保湿底妆为保湿加分

别看底妆不属于护肤品，但作为肌肤外部一道实实在在的屏障，底妆的保湿作用不可小觑。而一旦选错底妆，肌肤的水分也可能会被你的粉妆带走，加剧干燥症状。此外，冬季选择底妆时，产品的水分和油脂含量都可以比夏季的适当增加。

保湿佳品盘点

除了训练肌肤自身的保水能力之外，补充哪些物质有助于保湿锁水呢？怎样才能找到最适合自己的保湿产品呢？

· 最传统的保湿物质，比如甘油，可以确保我们的肌肤在外界环境相对湿润的情况下从外界源源不绝地获得水分。

· 最受欢迎的保湿圣品当属玻尿酸，它可以抓取自身体积 1000 倍的水分，摆脱了外界湿度的限制。目前，它被广泛使用在保湿美容产品中。

· 尖端的高科技保水物质也有不少，比如多糖体，比如天然柴胡萃取物，它们能够更精确更持久地抓取水分。

如果无法找到一款最贴心的保湿品，可以根据自身对不同成分的需求和外界环境的变化，自行组合保湿护肤程序，比如挑选有效成分各异的化妆水、精华和面霜，这种量身定制的保湿餐单能给肌肤更好的呵护。

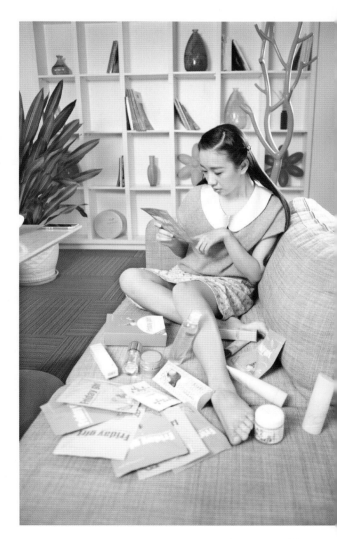

深层洁面——年轻嫩肤第一步

现在空气污染问题越来越严重，特别是无风的日子，天空经常都是灰灰的，如果白天整天待在户外，晚上洗脸时用纸巾或棉花一擦就是一片泥灰色。研究指出，污染物会导致肌肤面对十倍氧化压力。假若没彻底洁面或长期用错误的方法洁面，没有打好美肌基础，那么再昂贵的护肤品肌肤也吸收不了。还原根本，彻底卸妆、洁面，才是正确的护肤之道。

✦ 选一款适合你的洁面产品 ✦

洁面产品种类繁多，要达到最佳效果，首要任务是选择适合自己肤质的洁面产品。

卸妆油

油分能溶解化妆品，轻轻一抹，污垢残渍通通浮起，再加水乳化，兼具洁面功效，适合任何肤质。不过卸妆油质感较厚重油腻，卸眼妆时眼睛会朦胧一片，用后清洁不当反而有可能引起脂肪粒，卸妆时谨记要反复清洁。

洁面乳

洁面乳的滋润度高，使用后面上会留下薄薄一层油分，帮助肌肤锁水，适合干性皮肤的人使用。但如果光用手去起泡，洁面乳几乎呈零泡沫状态，需要使用洗面网帮忙，不过就算起了泡，泡沫也略嫌不够细密。

洁面泡沫

一按即能起泡，主要成分是水及空气，清洁成分及剂量相对较少，刺激性低，适合干性及敏感性皮肤。

洁面皂

去污力强，能深层清洁，混合性至偏油性皮肤或有暗疮的人士较适合使用。但洁面皂跟洁面乳一样需借助洗面网起泡，使用起来较为不便。

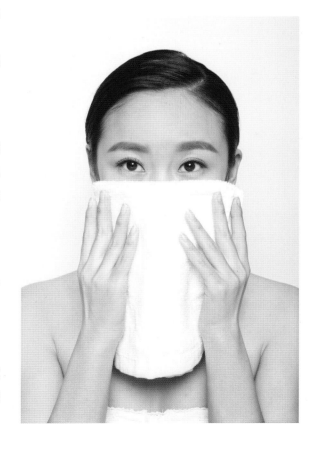

磨砂产品

磨砂产品应于洁面乳前使用，每星期使用 1~2 次，有助去除老化角质及污垢。只需轻微湿润双手或面部，取适量磨砂产品，像平常涂润肤乳一样打圈按摩 15~20 分钟，之后稍做冲洗就可以。最好选择幼细的磨砂粒子，摩擦时应注意力度且不宜摩擦太久，过度摩擦会把表皮磨薄，伤害皮肤。皮肤敏感者可只集中使用于 T 字区或下巴等部位，避开皮肤较薄弱的面颊位置；而暗疮皮肤则应避免对皮肤的摩擦。

深层清洁面膜

能深层净化皮肤，通过酵素来溶解皮肤老化角质。酵素是从天然植物中萃取的，如木瓜酵素和菠萝酵素，能软化角质及促进代谢，且相对果酸性质较温和。深层清洁面膜适合油性皮肤的人使用。

❀ 10 分钟还原洁净面孔 ❀

选择适合自己的洁面产品后，其实每天只需在洗澡时花 10 分钟，就能轻易完成基本洁净 + 按摩 + 补水的程序，一点也不复杂。

第 1 步 - 洁面

洁面是专业护肤的第一步。很多人洁面后会感到肌肤紧绷，这全因洁面时直接用了热水洁面，或是使用了不适合自己肤质的洁面产品，结果将肌肤水分一并洗走了。选一款适合自己肤质的洁面乳，再配合温水洁面，能在肌肤表面形成保湿层，提升营养吸收力。洁面时要保持轻柔力度，避免大力拉扯，因为眼周肌肤纤薄，受到过多外来刺激容易出现松弛、黑眼圈等。

第 2 步 - 按摩

洁面后先交替使用中指和无名指向上轻弹脸颊肌肤，然后以双手中间的三只手指轻轻按压眼周，每处轻按 5 秒。颈部是淋巴及穴位集中的部位，用手掌从耳后沿着颈部滑至锁骨，稍微用力把废物推走，然后沿着锁骨下的线条，手指稍微用力从内侧滑动至外侧，重复 5 次。按摩时，手势谨记要保持向上推，不要向下推扯，否则有可能令肌肤松弛。

第 3 步 - 补水

按摩后，应涂上补水液及美白精华，让营养在脸上停留 3 分钟，并通过洗澡时的蒸汽，使营养集中地导入肌肤底层，更可将精华敷在唇部和颈部作全面护理。

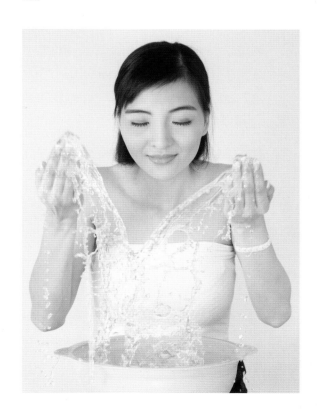

✤ 电动洁面仪：清洁给力又省力 ✤

近年来，各式各样的电动洁面美容仪层出不穷，这些产品价格不菲，各种高科技看得人眼花缭乱。好的洁面仪，并非简单的"代替"双手，而是要有质的区别的，如果只是为了给双手省力，那你的钱肯定花错了地方。市面上流行的电动美容刷具主要分为物理旋转式和超声波式两大类，要搞清楚它们的清洁原理和特点，下手时才不会盲目。

物理旋转式

清洁原理：

· 利用高频振动的方式来达到清洁目的，频率可调节至适合敏感肌使用；

· 以 360 度打圈方式旋转清洁肌肤表面，通过一定的摩擦来帮助清洁产品发挥功效；

· 每分钟转动频率为 300~500 次；绵密亲肤的刷头直径小于平均毛孔的直径，细小到微米级。

特点：

· 转速均匀可控，减少由于手动清洁力度不均匀导致的过度清洁或清洁不给力的现象；

· 属于加强型的洁面辅助工具，可根据肤质调整转速，比手动清洁更智能；

· 能深入毛孔清洁油脂，同时帮助去除老废角质。

超声波式

清洁原理：

· 以高于 20000 赫兹的超声波震荡摇摆的方式，温和去除表皮污垢和角质；

· 每秒 300 次的高频震荡，促使洁面过程中的液体流动产生数以万计的微小气泡，微小气泡在超声波中迅速增长，并陆续爆破，进而温和深入毛孔，去除不溶性化妆品残留。

特点：

· 超声波的频率能降低与肌肤的摩擦力，保护肌肤胶原蛋白不被破坏；

· 清洁、卸妆洁肤效果是传统方式的 2~6 倍；

· 大幅度提升肌肤对后续保养品有效成分的吸收力；

· 有效改善毛孔粗大现象，令肌肤更加光泽透亮。

相比较而言，超声波洁面刷比物理式洁面刷更智能，更先进，两者价格差距也较大。物理式洁面刷适合急于摆脱角质层肥大困扰的皮肤；超声波洁面刷能促进皮肤的血液循环，是表皮毛孔堵塞引起的痤疮肌肤的一大福音，不同的刷头还适用于全身肌肤。需要注意的是，如果你已经每星期都做磨砂和去角质，再天天使用洁面仪，可能会出现过度清洁的问题，从而磨薄皮肤。此外，使用时太过用力地挤在脸上效果也会适得其反。

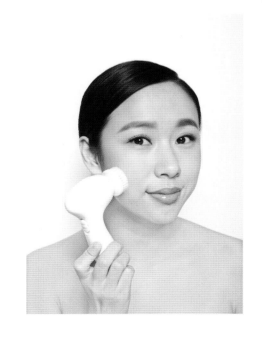

❖ 攻克四大清洁死角 ❖

洁面时，若没好好善待这些容易被忽视的边边角角，你的清洁工作就是不完整的，时间久了，肌肤自然会跟你闹脾气。

鼻翼两侧

脸上最容易遗漏的清洁盲区就数鼻翼两侧和鼻唇沟区域了。一旦清洁不到位，粉刺和痘痘就会毫不留情地冒出来，时间久了可怕的草莓鼻就会找上你。

对策：以油攻油

洁颜油不只能卸妆，还有攻克黑头的妙用。油的分子非常小，可以深入毛孔将油脂和黑头软化溶出。针对最容易生成黑头粉刺的鼻头和鼻翼区域，除了要在洁面过程中加强按摩，每周至少一次"以油攻油"才能早日跟"草莓鼻"说拜拜。

发际线附近

如果你靠近发际线位置的皮肤总显得比别处暗沉，偶尔还会突然冒痘痘，那么这极有可能是残留的彩妆或防晒产品导致的，未完全冲洗干净的洁面产品也可能是元凶。

对策：善用磨砂产品

日常洁面时，往往不会特别按揉发际线的位置，残留的彩妆和防晒剂以及细小污垢就会堵塞毛孔。除了在清洁时多多关照此处，还可以选择颗粒细小的磨砂产品进行清洁。

下颌及颈部

我相信很多人最用心清理的是两颊，下颌到脖子的连接位置往往只是草草了事，但这些位置也涂抹了防晒霜、BB霜等产品，若没有好好进行卸妆，也很容易产生摸起来粗糙不平的封闭性粉刺。

对策：定期去角质

整个下颌连接脖颈的区域往往就是闭口粉刺的重灾区，摸上去总好像暗藏小颗粒，肤色也明显暗淡。可以通过定期去角质来弥补平日疏于照顾造成的损失，一次深层清洁面膜也能帮你一扫暗沉。

唇部及唇周

一天下来，唇膏常常已经脱色看不到了，但这并不意味着就不需要卸唇妆，彩妆残余成分还留在唇部肌肤上。长此以往，就会造成唇部及唇周色素沉积，唇部变得暗沉老化。

对策：细致卸唇

用眼唇专用卸妆液浸湿棉片，轻轻敷在唇上数秒，擦拭掉残留的唇膏。以微笑唇形拉大双唇，用棉棒蘸取卸妆乳，仔细清理嘴角和唇纹里的残留。再以棉片蘸取热水湿敷唇部15秒，轻轻擦去死皮。最后涂上滋润的润唇膏或唇霜，预防唇部老化及色素沉淀。

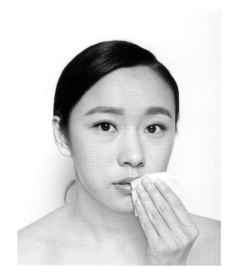

柔和运动
——最佳天然化妆品

运动益处多，能强健筋骨、保持身体柔软度及敏捷度，除了有效强身瘦身，运动后的肌肤也更健康亮丽。因为运动在消耗体内多余的热量之余，也能促进皮肤血液循环，令双颊显得红粉绯绯，人也会显得神采奕奕。美国有研究发现，运动能增加皮肤的营养供给，有助加快胶原合成的速度。另一项于芬兰进行的研究也证实，常运动的人，皮肤较不运动的人更结实和有弹性。不做运动的人，一般较常运动的人容易显老。

此外，做运动时会刺激脑下垂体分泌出一种叫"内啡肽（endorphin）"的激素。内啡肽能使人产生愉悦舒适的感觉，所以运动后会感到身心舒畅。很多医学研究指出，运动有助降低因压力或焦虑而引起的不适，如疲倦、失眠、便秘、食欲不振等。血液循环好了，心情轻松愉快，自然显得更自信、年轻和有魅力。

运动分有氧运动和无氧运动，前者持续时间长、运动时心率不超过150，如慢跑、跳舞、网球、瑜伽、快步行、游泳等；后者持续时间短但运动时心率超过150，如短跑、举重、俯卧撑等。由于有氧运动的强度较低，运动所需的能量也较低，能持续更长时间，让身体消耗糖分到一定程度后，就能燃烧脂肪，达到减肥效果。无氧运动则令糖分分解而在短时间内释放大量能量，使人体极速消耗糖分和水分，产生饥饿感及疲倦感，只能用于肌肉线条锻炼。

要有效减肥和养生，必须选择做正确的运动。

诺贝尔医学奖得主伊丽莎白·布莱克本（Elizabeth Blackburn）曾说过：少做激烈运动。做运动时，身体会吸入更多的氧气，在体内产生氧化自由基。适量的氧化自由基会被自己体内产生的抗氧化剂消灭掉，但持续做激烈运动时，身体就会产生过多氧化自由基。因为在剧烈运动时，身体所需的氧气量是平时的10~20倍。最大的问题是，这些氧气并不会平均分布到各个器官。剧烈运动时，身体的血流会避开在运动过程中不大使用的器官，如肝、肾、胃、肠等，而大量地流到运动的肌肉和心脏。因此，大量的氧化自由基也进入心脏及肌肉。而当大部分血液跑到心脏和肌肉时，身体其他器官就会因为血液的供应比平常少而产生缺氧现象。运动完以后，血液再重新流到这些缺氧的器官组织时，这种再度灌流的过程，又造成过多自由基的释出。体内器官供血供氧失去平衡，扰乱内分泌系统之余更会降低免疫力。所以持续做激烈运动反而有害健康，并会加快老化。

要健康养生，应选择中低强度的柔和有氧运动，例如瑜伽、快步行和游泳等。

瑜伽

平日甚少运动，肌肉绷紧不已的人，可先由瑜伽开始。先学习慢慢呼吸，让心情平静下来，然后再进行伸展身体各部分肌肉的动作。瑜伽练习讲求身体、呼吸和精神的结合。通过练习简易的瑜伽体式，可以让身心放轻松，达到松弛身体肌肉和提升专注力的效果。

游泳

游泳能增强心肺功能和加强肌肉及关节的柔韧度。但泳池里的水含有呈碱性的氯化物，会破坏头发的毛鳞片和肌肤的角质层，令头发粗糙、打结，令肌肤干燥。到露天泳池或海滩游泳时，谨记先涂上防水效果好的防晒霜，游泳后立刻冲澡并涂上保湿润肤乳以保护皮肤。

快步行

基本上有一双合适的运动鞋就可以做快步行。根据东京保健体育教授波多野的快步行建议，每次大概走 30 分钟，步速约每分钟 120 步。步行时，身体略向前倾斜，双臂自然下垂，协调地于身体两侧前后摆动。全身着力于脚掌前部，步态均匀，沉稳而有节奏，走到微微出汗即可。

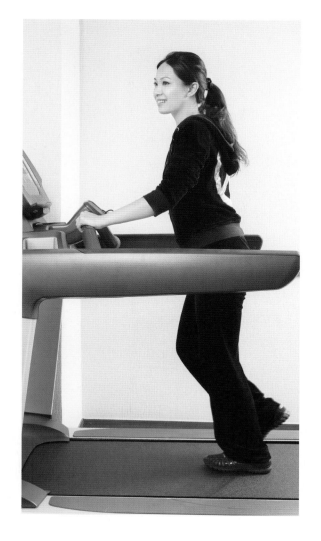

一般持续做有氧运动 30 分钟后，就会有减脂的效果。运动前先热身 15 分钟，运动后再做 15 分钟缓和运动（cool down），让心脏慢慢调适。最好养成做柔和运动的习惯，每星期做 3~4 次，每次不少于 30 分钟。运动前 15 分钟进食一份水果，其中的果糖能迅速分解，为身体供应能量；也可以进食增强燃脂效果的健康产品。运动后注意补充水分及盐分，当场喝 200~400 毫升清水已足够。一小时后可喝一碗有盐分的无油菜汤，避免将矿物质流失的乏力感错以为是饥饿感，不要吃重口味或油炸食物。同时要注意补充蛋白质，因为运动会消耗肌肉，肌肉长期流失会导致代谢减慢。早上运动可使全天的代谢加快，加强瘦身效果。

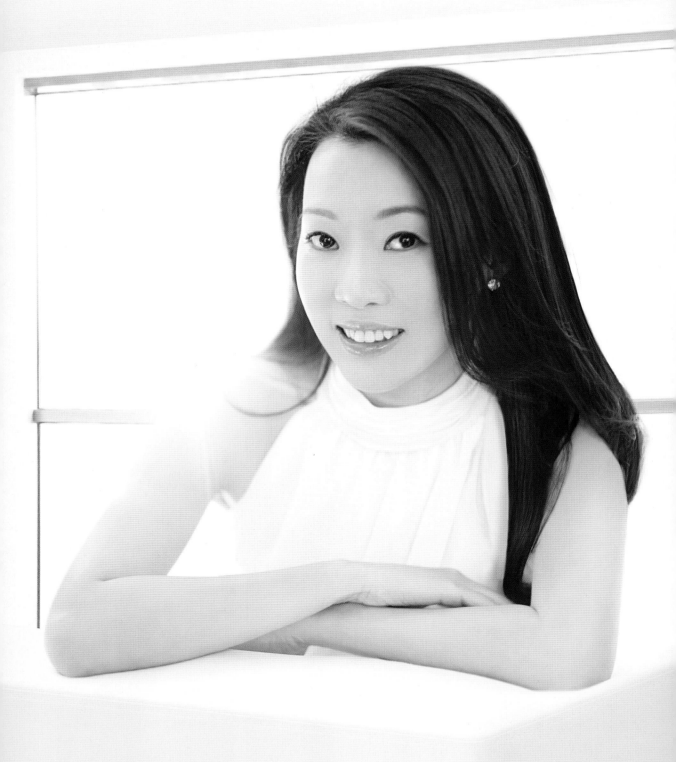

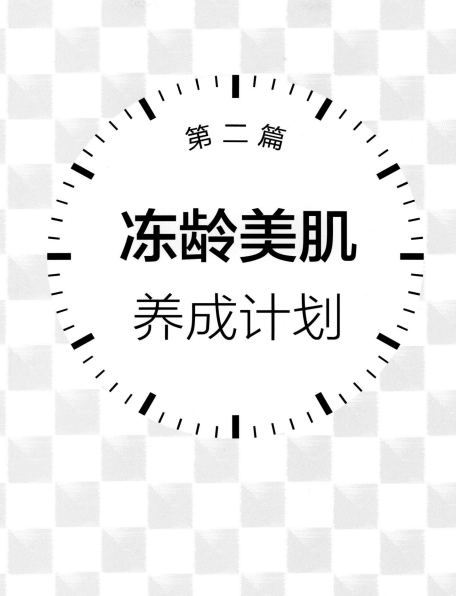

第二篇

冻龄美肌
养成计划

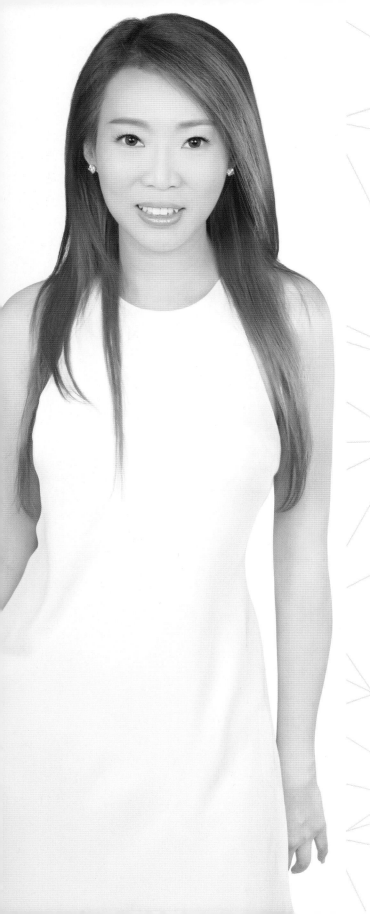

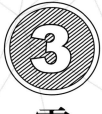

零瑕无皱肌

很多人都希望拥有像婴儿般幼嫩的肌肤，但从二十岁开始，肌肤细胞再生的速度放缓，肌肤分泌的油脂及联结皮肤深层细胞、保持皮肤水分的蛋白质都会减少，弹力蛋白和胶原蛋白逐渐流失。生活环境日益恶化、自由基侵害、工作压力加重了肌肤的负担，令皮肤变得干涩又缺少光泽，也加速了皮肤老化。要增加肌肤弹性，关键是促进蛋白质再生、整理和保护弹性纤维，以及维持理想的肌肤屏障功能。

人是怎么变老的？

四季都有不同的护肤需求，例如春夏要保湿美白，秋冬要滋润防干燥，这些都是基本常识吧！除了因应四时天气变化，亦要因应年龄增长而进行相应的护理。我常强调，你想肌肤保持在哪个岁数，你就要从那时开始护肤。因为我相信皮肤就像一张白纸，当它还光滑挺直的时候好好保养它，十年二十年后，仍可保持光滑如新。相反，当出现皱纹时才开始保养，任凭你怎样熨，或可将之弄直，但皱纹瑕疵一旦成形，很难完全消灭掉。

很多时候我们突然会发现面上多了皱纹，好像突然地变老了。其实，皱纹并非一朝一夕形成的，只是我们平日没有好好审视肌肤的变化。其中特别显老的法令纹、眼角的鱼尾纹及嘴角的木偶纹，都是日积月累、经过多年来的表情动作及年纪渐长引致肌肤松弛所致。如果在发现自己面上长了皱纹的一刻，才开始用尽所有方法和精力去除皱纹，只不过是亡羊补牢。要及时截击这三大变老的象征，就要改变日常习惯、使用针对性去皱产品及做美容疗程三管齐下，去除老态。

❧ 三大显老纹 ❧

皱纹可分为动态纹及静态纹。动态纹又名表情纹，也就是假皱纹，面无表情时不会看到，但当做面部表情时，例如皱眉时出现在眉心的蹙眉纹、抬头引起的抬头纹、大笑时出现的笑纹、微笑引起的鱼尾纹及嘴边的木偶纹，这些表情纹是肌肤过度活跃移动而暂时出现的。虽然它们暂时仍是"假皱纹"，但重复而夸张的面部活动会令动态纹成为永久性的静态纹，即使面部没有表情，纹理依然存在，令容颜显得苍老。其中尤以法令纹、鱼尾纹及木偶纹最为显老。

面部皮肤松垂堆积于颊侧，加上鼻唇沟的频繁活动，使得法令纹在静止状态下变深、变宽、变长。

鱼尾纹

眼角的鱼尾纹是面上最早出现的皱纹。爱笑的人，眼部肌肤更松弛。由于眼周肌肤没有皮下组织，缺乏皮脂腺与汗腺，水分流失得较快，更容易因干燥缺水而出现鱼尾纹。

法令纹

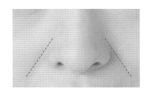

法令纹从鼻翼两侧向下延伸，又称虎纹、笑纹。脸部各种纹路当中，以法令纹最显老态。许多表情动作，如微笑、哭泣等，都是通过鼻唇沟形态的改变而实现的。法令纹会随着时间而加深，这是由于

木偶纹

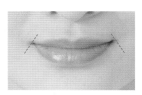

木偶纹是指看上去和木偶嘴巴一样、嘴角两边的垂直纹，通常会由上向下延伸至下巴。木偶纹伴随着脸部肌肤下垂，容易使人看起来憔悴苍老。

✤ 皱纹是怎么形成的？✤

年龄增长、生活中许多不良习惯都会催生或加深面部皱纹。想时刻保持青春，就要特别留意。

肌肤松弛

人体肌肤从 25 岁后会开始老化和凹陷，衰老会造成肌肉和脂肪收缩，胶原蛋白、弹性组织、真皮层萎缩。面部随着肌肤老化而松弛，由于肌肤支撑力不足与地心引力的自然作用，两颊继而松垮，出现皱纹。年纪增长、新陈代谢减慢、荷尔蒙改变及遗传都会影响流失速度。

脸部脂肪流失

除了受年龄、日晒、身体自然老化影响，因极端减肥而过瘦的女性，也会因皮下脂肪急速萎缩，而在 30 岁左右出现这种提早老化的象征。一般来说，面部通常会先出现下垂的法令纹，然后随着脂肪的流失与筋膜松弛，最后法令纹与嘴角外侧 45 度角处形成连线，形成如涟漪般的皱纹及木偶纹。

不良生活习惯

表情过大、常抿嘴或固定单边侧睡，都容易出现法令纹。大范围或者夸张的表情，会使面部肌肉收缩并重复牵动肌肤，久而久之，弹性纤维会逐渐疲乏。美国整形科学会有研究发现，经常低头使用智能手机，颈部会容易出现皱纹。年轻时肌肤具有一定的弹性与张力，当脸部肌肉因为表情而收缩牵动，皮肤会因为表情恢复而快速复原。但一旦步入中年，皮肤弹性和张力会日益下降，逐渐变薄与变硬。当表情肌肉放松，皮肤往往无法快速复原，导致表情纹生成。

此外，肌肤的营养是通过内脏活动运作而供应的。如果内脏功能失调，例如受到不良生活习惯如吸烟、喝酒及压力等累积的伤害，营养无法通过血液输送到肌肤，肌肤缺乏营养和水分，就会呈现弹性疲乏的情况，继而产生皱纹。日晒与补水不足，都会令肌肤各层老化，出现坑纹。

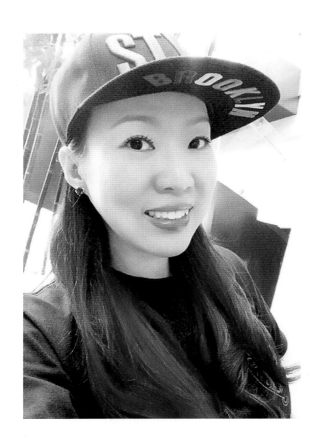

无皱"肌密"——胶原蛋白

人体需要胶原蛋白去组成身体各组织，头发、骨骼、肌肉、内脏及牙齿等都布满胶原蛋白，皮肤便含有约七成的胶原蛋白。我们肌肤中所含的胶原蛋白越高，肌肤越是水嫩光滑、有弹性。从25岁开始，肌肤中的弹力蛋白和胶原蛋白逐渐流失，令肌肤渐渐失去弹性，出现细纹、皱纹及粗大毛孔。要增加肌肤弹性，关键是促成弹力蛋白和胶原蛋白的再生、整理及保护弹性纤维的功能。

无皱肌全靠胶原支撑

一个注满气的气球，表面是光滑、饱满、透亮的；如果气稍微有点漏了，那种透亮的光泽度就会消失，色泽也会加深，表面更会有点皱、有点松。同样地，年轻的肌肤可以拥有化妆也化不出、老废角质都盖不住的饱满光泽，那是由内在充实的胶原蛋白"撑"出来的。当光泽不再，就意味着肌肤满满的真皮层胶原蛋白减少了，肌肤自然不再那么紧致。

真皮层中的胶原蛋白，就如同层层纵横交错、富有弹性的网，能储存大量水分，使细胞排列紧密，承托力更佳，使各项皮肤机能正常运作。但随着年龄增长，胶原蛋白合成能力会下降，使皮肤中新鲜胶原蛋白的"补给量"逐渐减少，到35岁，皮肤中的胶原蛋白含量更会急剧下降。紫外线伤害、皮肤长期缺水，以及不良的生活习惯，也会加速胶原蛋白的老化，甚至造成弹性纤维的受损或断裂。老化、受损的胶原蛋白会变硬、失去弹性，很难分解，这又会进一步降低胶原蛋白的合成力。

当皮肤的新鲜胶原蛋白含量不足，深层储水空间缩小，"纤维网"塌陷、断裂，皮肤就会松弛，产生细纹、皱纹、眼袋，毛孔也会变得粗大，皮肤更感干燥，甚至敏感脆弱，代谢机能减缓，色斑、痘印、晒黑的肤色等都不易消退，皮肤看起来就"不年轻"了。

要让肌肤年轻10岁，让老化放缓脚步，就要拥有新鲜而充实的胶原蛋白。通过外敷、内服胶原蛋白补充品以及进行深层胶原蛋白补充疗程，可以增强胶原蛋白合成的能力。

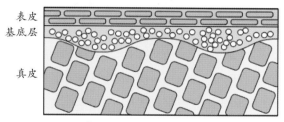

当真皮层充满胶原蛋白，自然"撑"出健康肌肤

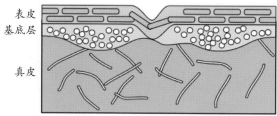

当胶原蛋白不足，肌肤就会老化和出现皱纹

胶原蛋白该怎么补？

中国自古有养生食补之说，多吃胶质食物，能补充体内胶原蛋白。多摄入一些胶质食物，同时配合内服胶原蛋白补充品，不但能进一步维持肌肤弹滑，更能扩大肌肤储水空间，全面解决松弛、细纹等问题。

日常我们可以从饮食上补充胶原蛋白，如适当多吃一些猪蹄、鸡爪、银耳、花胶、豆类制品、鱼类等。猪蹄、猪皮、鸡爪含有丰富的胶原蛋白，营养学家指出，每百克猪皮中含蛋白质 26.4%，为猪肉的 2.5 倍，猪皮中的蛋白质，主要成分是胶原蛋白，能增加皮肤储水功能，滋润皮肤；花胶养颜护肤之余，亦能提升身体免疫力，促进血液循环，保持气色红润，即中医学上所说的滋阴；银耳含有植物性胶原蛋白，除能补充胶原蛋白，亦有健脾开胃、滋阴润肺的功效；豆类制品也含有植物性胶原蛋白，其所含的大豆异黄酮能刺激胶原蛋白生长，维持肌肤弹性，还可中和因紫外线而产生的自由基伤害，更可降低雌激素浓度相关变化及预防骨质疏松，改善潮热、失眠、无力、关节肌肉疼痛、心悸等更年期症状。鱼类中的胶原蛋白

成分结构与人体最为接近，容易被吸收，尤以深海鱼类的胶原蛋白最佳。比如我们平日吃到的银鳕鱼含有的胶质就特别多，尤其是银鳕鱼皮。以焗的方式取代煎，更能够保留银鳕鱼的胶质，花费不太多的同时，又能补充胶原蛋白。

补充胶原蛋白时，可多吃具有抗氧化功能的食物，如西红柿、胡萝卜、葡萄、果莓、绿茶和三文鱼等，能减少自由基对胶原蛋白的破坏。而市面上亦有不少胶原蛋白美肌饮料，在选购时要选择低分子的产品，因为胶原蛋白产品必须是小分子的才能被充分吸收。

不过所谓"多吃无益"，再好的食物，吃多了营养吸收不了不说，还对身体有害。胶质始终是一种难以消化的物质，吃多了反而阻碍消化。尤其对脾胃虚弱人来说，不但难以吸收，更会伤及脾胃。而且中医讲求阴阳平衡，凡事太过都不见得好。

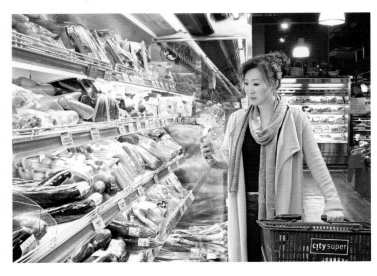

❧ 抗氧化补胶原食物 ❧

硬豆腐

　　用黄豆制成，是豆制品中营养价值最高的。除了含丰富的钙质、B 族维生素和维生素 E，更含有优质蛋白质和大豆异黄酮，对生长发育和肌肤有益。

抗氧酵精

　　酵精是存在于人体的一种辅助营养，能强力去除自由基，抑制黑色素，美白抗斑，延缓老化。巴西莓果莓精华能够协助细胞制造能量，高效抗氧化。

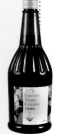

蓝莓

　　果莓抗氧化能力一流，是美肌的热门食材。蓝莓更是抗氧化高手，多吃有助降胆固醇、控制血糖和抗衰老。

西红柿

　　含丰富维生素 C，所含的番茄红素是天然抗氧化剂，具防癌、抗衰老作用。

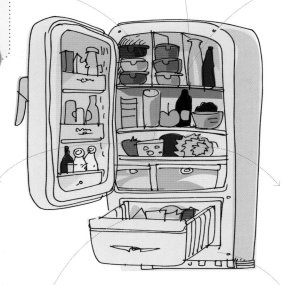

银耳

　　含多种维生素、蛋白质、钙、钾等，能滋阴润肺、润泽皮肤、健脾养胃，所含的银耳多糖更可降胆固醇。

花胶

　　含丰富蛋白质、胶质等，有很好的滋补食疗作用，能够滋阴养颜、固肾培精，迅速消除疲劳。

银鳕鱼

　　含丰富蛋白质、EPA（二十碳五烯酸）和 DHA（二十二碳六烯酸），有助预防心血管疾病。鱼皮更含有特别多的胶质，能保持肌肤弹性。

✤ 胶原蛋白补充品有效吗？✤

胶原蛋白补充品跟一般食物中所含的胶原蛋白相比，分子结构更小，能有效让身体更快、更多地吸收，快速合成为肌肤所需的胶原蛋白。前不久就有一些报道指出，食用胶原蛋白补充品无效、身体不能吸收等。我可以用自身的经验告诉你，绝对有效！重要的是你喝哪个品牌的。这类产品质量参差不齐，选择有效的品牌最重要！

我的空姐粉丝说，"从香港飞旧金山要12小时，皮肤怎可能不干！一笑，扯着脸颊干得发痛。"虽然我不像空姐粉丝每隔几天就要飞，但近几个月，我几乎每星期也要飞一次。机舱湿度低于20%，加上紫外线指数又比地面高出五倍，所以我从上机一刻就做足保湿、美白功课，免得一下机，脸上都是干纹和浮肿眼袋。

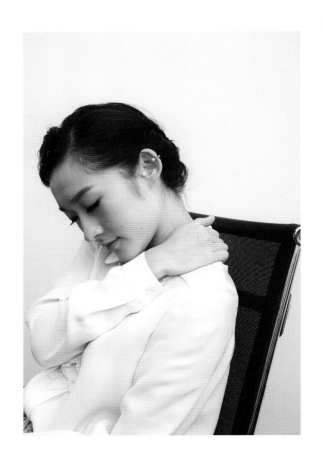

每次搭长途机，我都要喝胶原蛋白饮品。皮肤更新以28天为一个周期，所以光喝一次，毛孔不可能实时收细，不过保水防干燥倒是立刻见效。可以选择小一点的包装，带上飞机喝正合适。

胶原蛋白饮最好在餐后服用，如果担心忘记，那就将它们放在床头，每天睡前喝一支。除了服用胶原蛋白补充品，还可以配合使用能促进胶原蛋白增生的保养品，内服外用双管齐下才能起到最佳的美肤功效。

高效抗皱方案

✤ 高科技除皱术 ✤

我 19 岁开始创业，从那时起我已开始好好保养我的皮肤，每星期到公司用仪器护理皮肤，至今公司踏入第 26 个年头，我敢大胆地说：我素颜还是见得人的，甚至比起一些年轻人更好。如果你也想保持肤质细腻有弹性，二十年后仍然像现在一样光滑有弹性，那么你现在就要开始为"冻龄"做准备。除了基本的清洁，也可做一些医美疗程，收细毛孔及紧致肌肤，提升轮廓，使皮肤水嫩细滑。

需要特别注意的是：做医美项目一定要在正规的医美机构由有资质的医师执行。

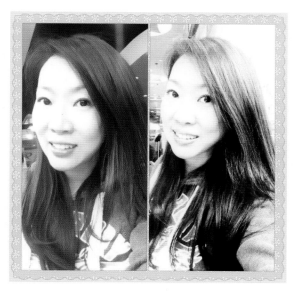

▲这两张照片是我同一时间拍的，当时我没化妆，左手边这张是正常镜头，右手边这张加了特效，立刻变得好像化妆了一样有精神（☆ _ ☆），现在的手机软件真是好到没朋友 ^_^"。

方案 1　热玛吉

Thermage（热玛吉）已经流行了好几年了，对很多人来说，这是一种昂贵的紧颜护理项目。它无创伤也无须恢复期，原理就是利用高频的强热波刺激真皮层，这种高温能够达到 45~50℃，热刺激能促进胶原蛋白新生，但表皮急速冷却，因而不会伤及表皮。这一项目可以改善皮肤的皱纹和松弛现象，额头、眼周、脖颈的皱纹，甚至是青春痘的疤痕都可以被改善。

疼痛度： 频率可调节，频率不同，疼痛度也会不同，一般局部敷涂麻醉剂就可以承受。

恢复期： 没有恢复期，非常安全，做完护理后 1~2 周肤质慢慢得到改善

方案 2　超声刀——极限音波拉皮

超声波热能提升术是个让人又爱又恨的项目，它的疼痛度不是一般人能忍受的，但它真的能让你看起来年轻 10 岁。这个项目目前在国内还比较少见。它针对的是比真皮层更深的筋膜层，也就是肌肉和脂肪组织，通过聚焦的超声波热能来对深层产生热损伤，不但可以刺激胶原蛋白的生成，还可以消灭掉一些脂肪细胞，从而让脸看起来更紧致小巧。像法令纹、火鸡脖、肉松脸，甚至眼皮松弛都可以通过它来改善。治疗过程中仪器会发出好像缝纫机砸过的"哒哒哒"声，就像无数无形的小针刺过皮肤一样，视每个人状况不同，全脸一般会打 600~800 发。

疼痛度： 尽管敷了表皮麻醉，疼痛度也是能让你浑身冒冷汗的程度。

恢复期： 少数人可能会出现肿胀或脱皮，一周以后效果逐渐显露。

❖ 传统护理面部按摩 ❖

显老的皱纹一旦产生就很难去除，所以应尽早加强防皱，防患未然。除了一些高科技美容疗程，定期进行传统的面部按摩，同样可以改善面部松弛的情况，以及减少显老的征兆出现。

想减淡法令纹，可在涂上面霜时加强按摩，用双手虎口直接贴住法令纹的部位，然后扫向脸侧，一直扫到耳侧的发际线，重复做 5~10 次。至于木偶纹，可用抗皱精华按摩，用双手指腹从下巴往两边沿下颚轮廓线条移动，直至耳下，重复 5~10 次。

要消除额头上的皱纹，先搓揉双手使掌心发热，再将掌心放在额头上轻轻拉提，让额头上的肌肤得到放松，然后用一只手的大拇指和中指放在两侧太阳穴上，轻按 2 分钟，然后轻轻作上下按摩，向上不要超过发际，可以消除额上及眉心的皱纹。另外，要减轻脸颊两侧、法令纹及嘴角松弛，可用双手的无名指

从嘴角向上在脸颊上柔和地滑动，一直延伸至颧骨为止。然后手指在颧骨和上颌之间移动，这时双手中指向颌关节移动，直至耳垂。

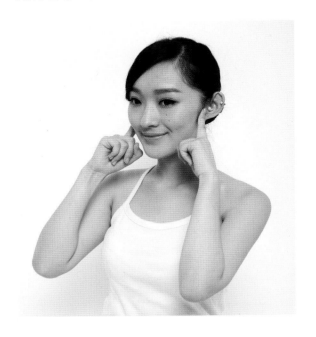

10 分钟紧颜按摩

肌肤和肌肉是有记忆力的。这套紧颜按摩操特别针对面部及颈部水肿、肌肉松弛而设计，每天晚上或者出席重要场合前按一按，轮廓真的会越来越明晰。记得一定要搭配具有紧致提升效果的产品哦。

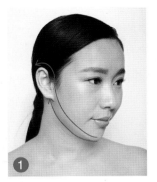
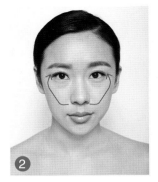
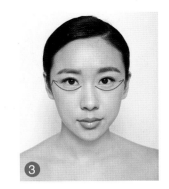

1. 双手食指放在下巴上，中指放在下巴下，同时沿着下巴线条往外侧滑动；双手食指从下巴滑到耳际，中指从下巴底部滑到耳垂后方，稍作停留。

2. 双手食指从鼻翼两侧沿着颧骨向外侧滑动，停在太阳穴处。

3. 双手食指放在双眼内眼角处，向眼周外侧滑动，停在太阳穴处。

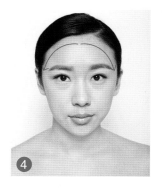 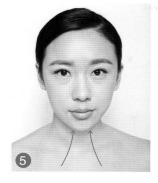 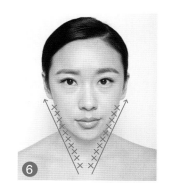

4. 双手食指从额头中央轻轻向外滑动，停在太阳穴处。

5. 双手手指由颈部底部向上滑动，从锁骨按到下巴。

6. 从颈部底部开始，沿着颈部气管两侧的肌肉以食指和拇指轻轻向上夹捏到耳朵下方为止。

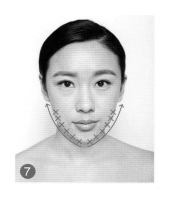 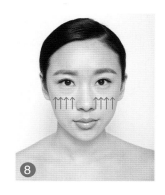 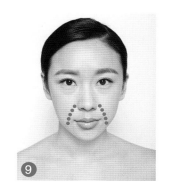

7. 沿着下颚骨从中间向两边以食指和拇指轻轻向上夹捏到耳朵下方为止。

8. 从颧骨下方靠近鼻翼两侧部位，沿着颧骨向耳朵下方以指腹向上轻捏。

9. 食指沿法令纹轻压。

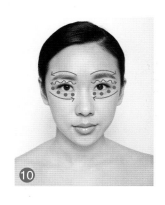 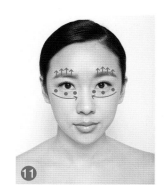 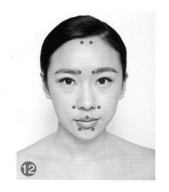

10. 以无名指由外眼角向内眼角轻轻按压眼睛下方，再以食指和拇指夹捏眉毛，并从眉心往外移动。

11. 以无名指由外眼角向内眼角轻轻按压眼睛下方，平放食指于眉毛下方，轻轻往上推（不滑动）。

12. 双手无名指轻轻按压以下部位及穴位各 3 秒：前额发际线顶端、印堂穴、迎香穴、人中穴、下巴中央。

自制无皱肌面膜

很多护肤品声称天然，实际上却含有石油副产品，不止毒害皮肤，更会污染环境，之前就有报道指出磨砂产品的胶粒会污染海洋。其实用日常生活中的便宜材料自制天然面膜，也有舒缓敏感、治疗暗疮、抗氧化的功效，既可让皮肤得到修复，又不伤害大地，是皮肤的上佳"补品"。

杏仁牛奶润泽面膜

平时敷面膜，每星期最好只敷 1~2 次，但以杏仁和牛奶调配的面膜温和不易导致敏感，所以每天敷也可以，最重要的是价钱亲民。杏仁和牛奶营养丰富，有很好的美白效果；其中的维生素 A 有益于皮肤，能抗老化、除皱纹、改善暗哑、滋润皮肤。

材料
杏仁粉 3 汤匙，牛奶 2 汤匙

使用方法
将材料拌匀，均匀地涂在已清洁的脸上，敷 15 分钟后用温水清洗即可。

补水燕麦片蜂蜜面膜

肌肤水分不足会促使皱纹生成，所以在秋冬季这样的干燥季节更要坚持敷天然补水面膜。这款面膜就像将早餐敷在脸上，蜂蜜滋润，蛋白能清洁毛孔，燕麦片能去除皮肤表面老化角质，预防皱纹。这款面膜的材料易买，补水效果持久，但要注意敷面的鸡蛋必须使用有机的。

材料
有机蛋白 1 汤匙，燕麦片 1 汤匙，蜂蜜 2 茶匙

使用方法
将材料拌匀，均匀地涂在已清洁的脸上，敷 15 分钟后用温水清洗即可。

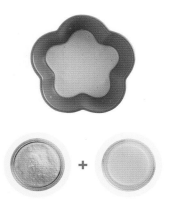

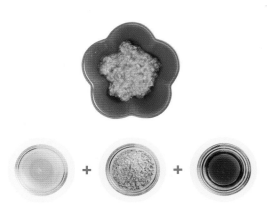

豆腐渣牛奶面膜

　　豆腐热量低又易消化，是理想的减肥食物，煮菜时用剩的豆腐渣也能调配面膜，环保又不浪费。豆腐富含大豆异黄酮，可使肤质细腻，防止老化；还含有天然卵磷脂，能滋润肌肤。豆腐配合牛奶可令肌肤白皙细致。

材料

豆腐渣 2 汤匙，牛奶 1 汤匙，面粉 1 汤匙

使用方法

将材料拌匀，均匀地涂在已清洁的脸上，敷 15 分钟后用温水清洗即可。

珍珠蛋白抗皱面膜

　　珍珠粉是美颜圣品，许多护肤品都有珍珠粉成分，外用内服都适合，能由内而外养出好肌肤。珍珠粉含有多种水解蛋白质，能促进细胞生长，修补受损皮肤。珍珠粉配合蛋白制成天然面膜，一星期一次，不但可以紧致面部肌肤，更能令肌肤更白净亮泽。

材料

干菊花 1 汤匙，珍珠粉 1 汤匙，有机蛋白 1 只，温水 100 毫升

使用方法

将菊花加水冲泡成菊花茶，待茶凉后捞起菊花，加入珍珠粉与蛋白拌匀，均匀涂在已清洁的脸上，敷 15 分钟后用温水清洗即可。

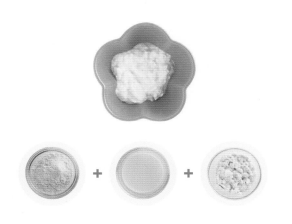

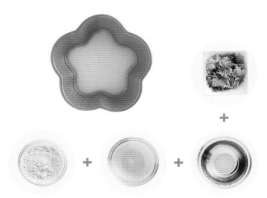

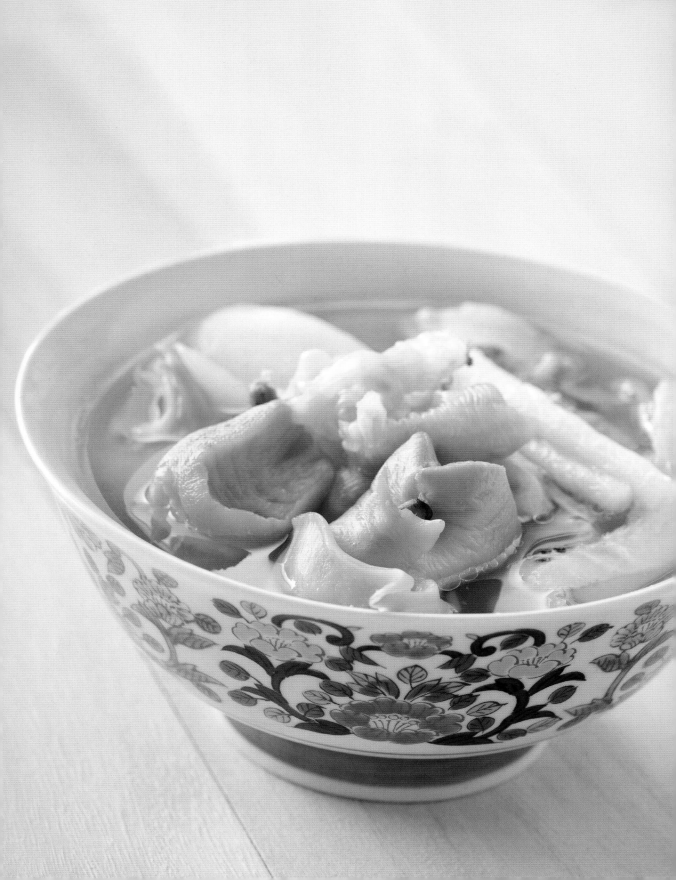

无皱肌食谱

花胶螺片海底椰汤

　　花胶是自古至今的美颜圣品，含天然胶质和丰富纤维，更有滋阴的作用。长期饮用花胶汤，有助促进新陈代谢、固本培元、养血美颜。内在得到滋补，阴阳得以平衡，代谢加速了，毛孔自然能恢复细致，达到活化肌肤、延缓衰老的目的。

材料	
花胶（约12厘米长）	1只
急冻螺头	1只
鲜海底椰	75克
沙参／玉竹／百合	各19克
蜜枣	4枚
排骨	600克
姜（切段）	2片
葱	1棵
粗盐	1茶匙
清水	8杯

调味料	
盐	1茶匙

做法

1. 花胶浸发一晚，放入加了姜葱的滚水中煮至滚起，熄火焗至水凉，捞起沥干放凉，切块备用。

2. 螺头用粗盐擦干净，洗净浸软；海底椰去皮洗净，切件备用。

3. 排骨洗净，加入清水中汆烫去除血水。

4. 锅中加入清水煮滚，加入全部材料，以大火煮10分钟，再转小火煮2小时，加入盐调味即可。

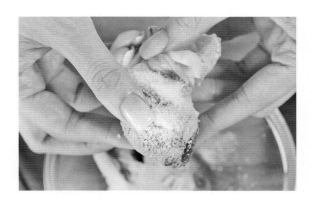

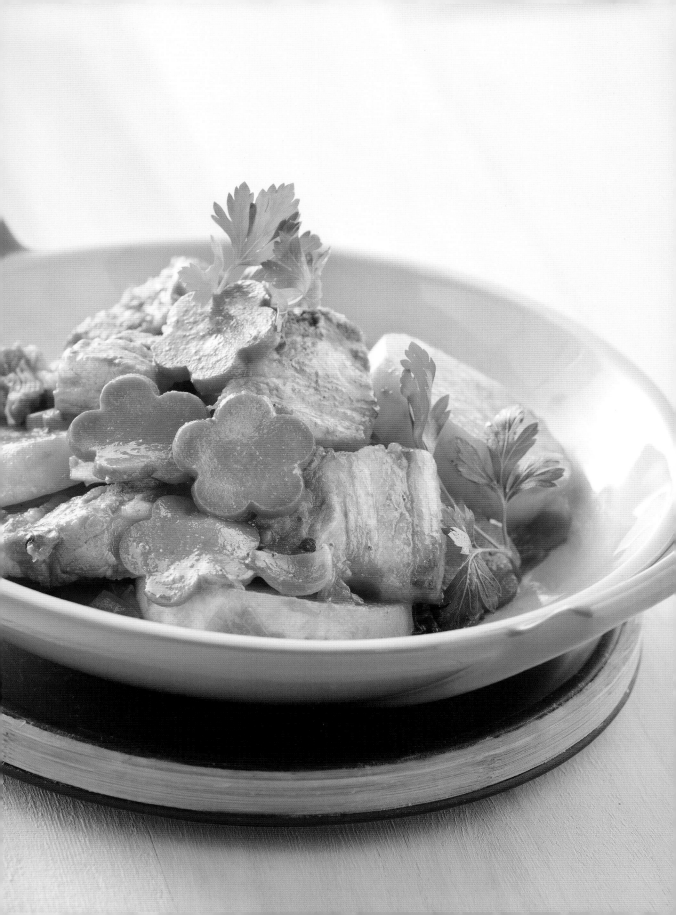

豆瓣酱焖猪软骨

　　含有胶质的食材种类有不少，花胶、海参、猪软骨、猪蹄、猪耳等都含有胶质。胶质食物能补充身体流失的骨胶原。想补充骨胶原，但又不想花太多钱，可以在家动手做简单的胶质菜。比如平日我们吃的猪软骨，它含有的胶质特别多，用焖煮的方式能有效保留猪软骨的胶质。

材料	
猪软骨	450 克
白萝卜	1 根
干葱	5 粒
姜	2 片
葱（切段）	1 棵
台式豆瓣酱	2 汤匙
清水	200 毫升
葡萄籽油	1 汤匙

调味料	
豉油	1 茶匙
盐	1/2 茶匙
冰糖	1 小块
绍兴酒	1/2 汤匙

做法

1. 猪软骨洗净，加入放有 1 片姜的滚水中汆烫去血水。

2. 白萝卜去皮切块。

3. 锅烧热下葡萄籽油，中火爆香姜葱和干葱，加入猪软骨，再下台式豆瓣酱炒匀。

4. 加入清水和调味料，煮至汁料滚起后转小火焖煮半小时。再下白萝卜焖 10 分钟，即成。

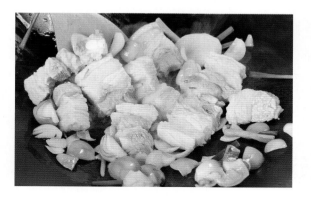

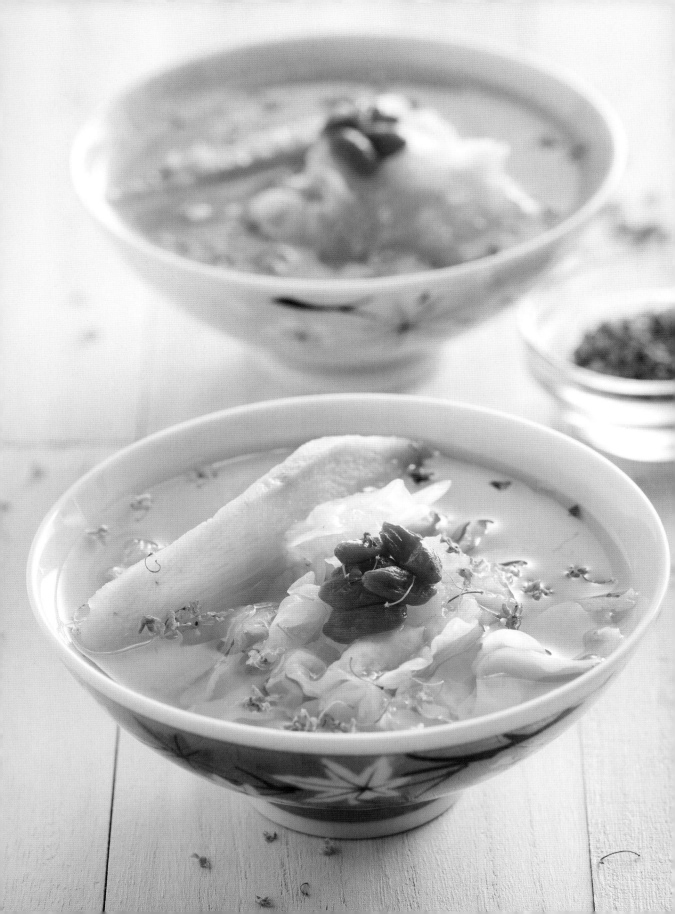

淮山雪耳桂花糖水

　　素食者不能通过吃花胶、猪蹄、海参来摄取胶质，其实植物性胶质同样对抗皱美肌有帮助，常见的银耳就滋阴又能补充胶质。用银耳代替燕窝和雪蛤这类昂贵的胶质补品，一样可以滋润益胃，胶质一样丰富。银耳除了热食煮汤外，因其拥有爽脆口感与质感，用来做冷冻甜品，亦是不错的选择。

材料	
银耳	1 朵
淮山	37.5 克
桂花	8 克
枸杞子	12 克
清水	2 杯

调味料	
冰糖	1 小块

做法
1. 银耳浸软，去蒂后剪成小块；淮山及枸杞子洗净浸泡，沥干备用。
2. 锅中加入清水煮滚，加入全部材料（桂花除外），以大火煮 10 分钟，再转小火煮半小时，加入冰糖煮至溶化，最后撒上桂花即可。

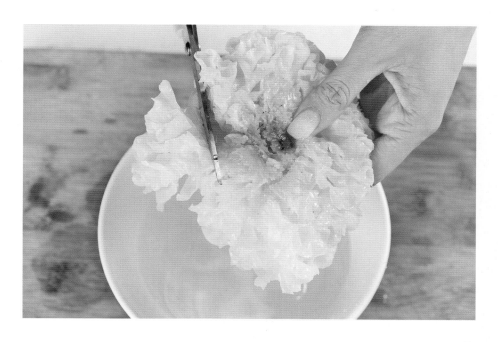

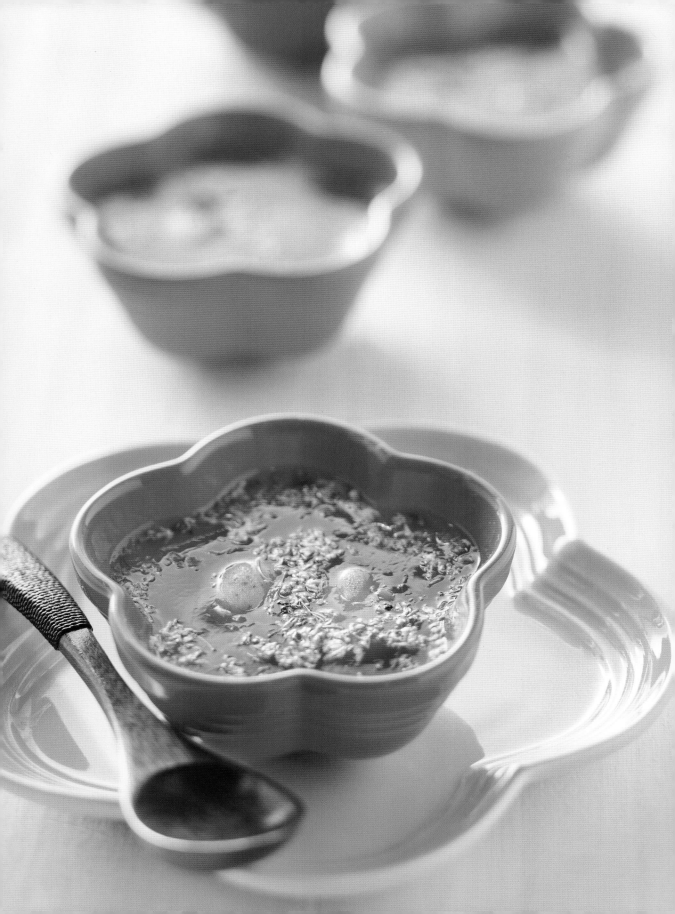

桂花葡萄梅酒冻

　　近年的医学研究发现，葡萄果皮所含的物质白藜芦醇（resveratrol）有助刺激细胞再生，帮助延缓衰老，达到葆青春抗老化的功效。所以吃葡萄时不要吐葡萄皮，将葡萄连皮打成汁或直接吃下去，能有不错的美肤、抗老和抗氧化的效果，有益健康。不过记得要把果皮清洗干净，尽量选择有机天然的葡萄。

材料	
桂花	1 汤匙
青葡萄	10 颗
日本梅酒	180 毫升
鱼胶粉	1/2 汤匙
柠檬汁	60 毫升
白砂糖	1 汤匙

做法

1. 锅中加入柠檬汁、鱼胶粉和糖，以小火加热拌煮至糖融化，再下桂花煮 1 分钟，盛起放凉备用。
2. 将梅酒加入第一步的汤汁中调匀。
3. 将青葡萄放入模具内，注入第二步的汤汁，放入冰柜冷藏至凝固即可。

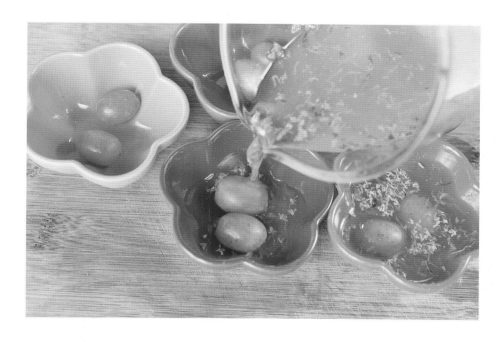

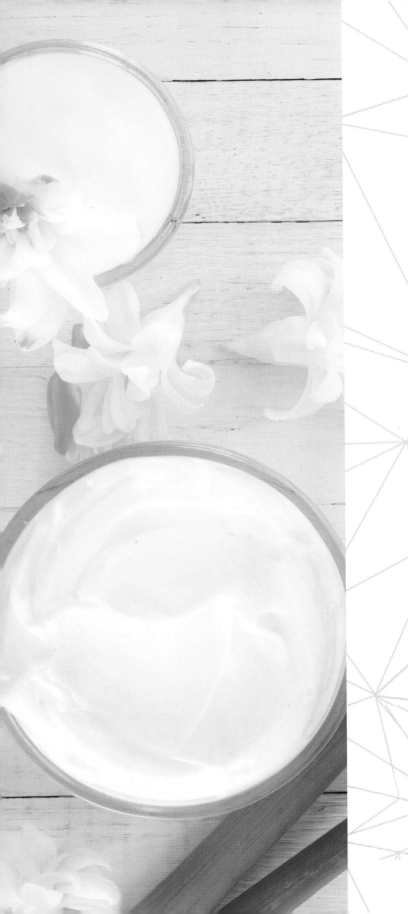

4 瓷亮美白肌

夏季天气炎热，日照时间长，加上近年来空气污染严重，肌肤长时间暴露在污浊空气及日晒中，容易变得粗糙、暗哑、泛黄，更糟糕的是还会出现色斑、黑斑，原本年轻的肌肤会显得苍老。所以，积极清洁、防晒、美白，保持均匀的肤色是女生每天的工作。

美白第一课
——抵抗紫外线

夏季天气炎热，肌肤要同时面对猛烈紫外线及过剩油脂的威胁。紫外线是导致皮肤变黑及老化的因素之一，依据其波长及生物效应，可分为长波紫外线 UVA、中波紫外线 UVB 及短波紫外线 UVC。UVA 是指波长较长（320~400nm）的紫外线，是令皮肤变成古铜色的主要紫外线。UVA 引致皮肤晒伤的能力较 UVB 小，但是 UVA 更能深入皮肤，是造成光老化的主要原因，亦能引致皮肤癌。UVB 是指波长较短（280~320nm）的紫外线，能引致皮肤灼伤及皮肤癌，如基底细胞癌、鳞状细胞癌及恶性黑色素瘤。想要皮肤白净，单是使用美白护肤品是不够的，涂防晒是其中一项重要的预防工作。

黑斑与防晒的关系

黑色素（melanin）是一种蛋白质成分，是由黑色素细胞（melanocytes）制造而成的。人体受到紫外线照射时，肌肤表皮基底层中的黑色素细胞会受到刺激而活跃起来，制造出更多的黑色素来吸收紫外线，这是肌肤自我保护的一种机制，这时皮肤就会变黑。如果人体代谢旺盛，黑色素就会经由表皮细胞的代谢而排除；若人体代谢迟缓，或受到紫外线过度伤害，代谢无法顺利进行，黑色素难以有效排出，就会直接沉淀而形成黑斑。若黑色素在肌肤某些区域集中，就会形成晒斑。

肤色越白的人，会越早（20~30 岁）出现晒斑，而肤色较深的人则一般在 30~40 岁才开始出现。要注意的是，晒斑是老年斑的前身，晒斑本身也是肌肤老化的一部分，所以多半会随血管扩张、细纹、色素

沉淀和色素不均等问题而来。另外，强烈的紫外线会刺激自由基的活性，自由基在攻击和破坏细胞过程中，会导致细胞大量死亡和代谢紊乱。细胞内的杂质无法代谢，会造成色素沉积。同时，自由基会使新生细胞数量大幅减少，导致色斑。颧骨是经常受光的"聚光点"，色斑最易在此生长。另外，眼周肌肤纤薄，胶原蛋白含量较少，容易受紫外线刺激而导致胶原蛋白流失加剧，从而形成色斑、眼纹或眼袋，务必要多加呵护。

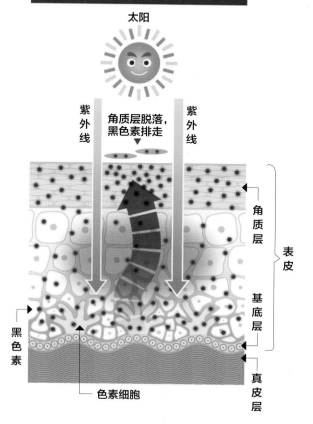

黑色素积聚导致色斑

除了预防阳光中的紫外线，室内灯光的紫外线亦要防范。一般人都有错误观念，认为只有进行户外活动时才需要涂防晒产品，其实就算身处室内，也有机会接触到来自室外阳光反射或屋内灯光中的紫外线，继而令肌肤受伤及变黑。

防晒不当，肤色暗哑

有些人皮肤不算很黑，但就是肤色不均匀，而且显得灰青，欠缺光泽。这是由于肌肤的含水量不足，令皮肤看上去没有神采，而含水量不足的根源就是高温及紫外线。夏季的高温及紫外线会"晒干"肌肤，破坏胶原蛋白，加剧油脂分泌及氧化，降低肌肤韧性与弹性。油脂分泌过剩导致旧角质层堆积，阻碍肌肤吸收水分，令肌肤水油失衡，面临暗哑、黑头、毛孔粗大等危机。有研究指出，当光线照射在光滑的表面时，均匀的反射会呈现较好的视觉效果。当皮肤表面的角质健康，纹理排列整齐，肌肤看起来就有如水晶般透出光泽。相反地，当角质纹理紊乱时，肌肤表面就完全透不出光泽，显得暗黄。加上东方人皮肤中的黑色素是以偏黄的褐黑素（pheomelanin）居多，所以皮肤本就偏黄，更易显得肤色蜡黄暗哑。因此除了控油补水，保持角质代谢健康，还必须全面防晒，打好底子，才能塑造瓷亮美肌。

严防光老化

盛夏的炎热天气和猛烈阳光让肌肤变得又油又暗，阳光中的紫外线还会加快老化，引发日光性弹性组织变性（solar elastosis）。肌肤长期受到紫外线照射，真皮层中的胶原蛋白及弹性蛋白会受损断裂并变质，胶原蛋白的合成能力也会下降，肌肤会变薄

及失去弹性。紫外线还会使真皮层的贮水量下降，肌肤继而出现塌陷现象，皱纹、松垮、缺乏弹性等现象也会提早出现。因此，要正确防晒和积极补充胶原蛋白，对抗紫外线和胶原流失，才能拥有水润美白的素颜。

防晒术语解释

不同波长的紫外线对皮肤的伤害也不同。中波UVB主要引起皮肤发红或晒伤；而穿透性较强的长波UVA，则能穿透云层、玻璃，不论任何季节和气候都存在，能深入真皮层，是导致肌肤老化、过敏及长斑的主因。SPF（sun protection factor）是由美国医生制订的防晒指标，用于衡量产品对会晒伤肌肤的UVB的阻隔能力，SPF值越高，表示产品的防晒时间越长。PA（protection grade of UVA）是日本人的防晒指标，用于衡量产品对会令肌肤老化的UVA的防护能力，从＋至最高的＋＋＋＋，＋＋＋＋表示产品有较佳的抵御UVA的能力。

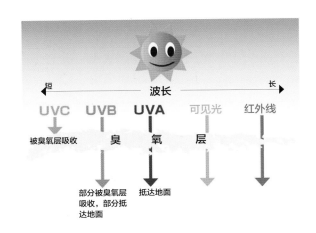

精明涂防晒　肌肤白滑又清爽

不少人每天涂防晒产品，但仍然会晒黑、晒出斑、长出粉刺，皮肤变得敏感，最终甚至有"涂不涂防晒产品都会晒黑，不涂也罢！"的错觉。其实防晒产品学问多多，要懂得使用、懂得选择。

防晒产品怎么用最有效？

使用防晒产品，基本要诀是"分量足、度数够、勤补涂"。多少算是"分量足"？不止面部，其实全身每个部位，包括嘴唇、颈部、耳朵、手臂、脚等部位，都需要防晒，每个部位约需用 5 毫升，大约是小指指节的量或一元硬币的大小。很多人涂防晒后，仍然晒黑和晒出色斑就是由于用量比建议用量少很多。

"度数够"方面，防晒系数 SPF 并非越高越好。SPF30 的防晒品能阻隔 97% 的 UVB，SPF50 的防晒品只能额外多阻隔 1% 即能阻隔 98% 的 UVB。根据 FDA（美国食品药品管理局）对防晒产品的管理规定，所有 SPF 标示超过 50 的防晒产品，都被视为误导消费者，因为没有一种防晒产品能 100% 阻挡紫外线。无论 SPF 多高，少部分的紫外线仍能够穿透皮肤刺激黑色素细胞，令皮肤晒黑。更高防晒系数的产品不但不能提供更显著的保护，反而可能添加较多化学物，容易堵塞毛孔，刺激皮肤。一般而言，日常生活使用 SPF 15~30、外出使用 SPF 30、长时间曝晒则用 SPF 50 的产品就足够了。应在出门前 20 分钟涂上防晒产品，如果到阳光猛烈的地方，更要于出门前 30 分钟涂抹。因为防晒产品除了有效成分外，还有一些用来制造乳液的成分，如水分。物理性防晒粒子需要在这些成分蒸发后才能依附在皮肤上形成一层保护膜；而化学性防晒成分，亦需要时间待表皮均匀吸收后才能发挥最佳效果。

涂防晒，记得要"勤补涂"。夏季天气闷热，皮肤油脂分泌特别多，再加上汗水的浸润，防晒品特别容易脱落。而且所有防晒产品在长期接触强烈紫外线后都会慢慢被分解，所以必须在 2~3 小时后补涂，才能产生应有的防晒效果。进行水上活动或大量排汗的活动时，更应频繁地补涂。补涂时，应先用吸油纸或湿纸巾轻拭汗水和油脂，然后再补涂，否则汗水混着大量的皮脂，再加上防晒产品本身的油分，只会堵塞毛孔。

防晒产品该怎么选？

市面上防晒产品也有很多，懂得选择很重要。防晒产品分为化学性、物理性和混合性。简单点说，化学性防晒产品就是像海绵一样吸收紫外线，通过吸走紫外线，保护皮肤不会晒黑。但化学成分刺激性强，容易引起敏感、干纹甚至致癌。不过化学性防晒产品质量地薄又易推，所以很受欢迎。物理性防晒产品则是利用反射原理弹走紫外线，通过乳液中的微粒，覆盖皮肤，遮挡紫外线。常见的物理性防晒成分有氧化锌（zinc oxide）及二氧化钛（titanium dioxide）两种成分。物理性防晒产品质地相对较厚，但防晒能力及持久度也较高，而且不会导致毛孔阻塞，适合易

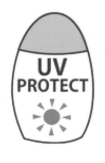
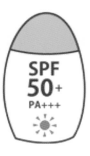
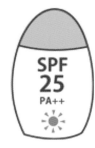

长暗疮或粉刺的肤质使用。因其不含其他化学成分，不会引起过敏，所以湿疹患者和儿童也适用。混合性产品则融合物理性和化学性防晒产品的优点，易推之余，可减少敏感和出现粉刺的机会。

不同肤质，对紫外线的抵抗能力也有分别，应根据个人肤质选择合适的防晒产品。干性肌肤应使用含油脂较多的乳霜状防晒产品，有助肌肤锁水保湿。相反，油性肌肤不能使用过于浓稠或油腻的防晒产品，应选择渗透力较强及注明有"non-comedogenic"（不堵塞毛孔）字样的水性防晒产品，减少毛孔堵塞的机会。敏感性肌肤则应选择含植物配方或添加了维生素 E 的温和防晒品，并避免使用含防腐剂、颜料（tinted）、香料、氨基苯甲酸（PABA）或羟苯甲酮（ozybenzone）的产品。维生素 E 具高效防晒力，同时能润滑与净化肌肤，舒缓因日晒而造成的皮肤损伤。在使用防晒品前，可以先涂在手臂内侧，看看有没有过敏反应。

用了防晒产品一定要卸妆吗？

即使已涂上防晒产品，在外奔波一天，也要做好晒后防护，才不会有晒黑、脱皮、长斑、敏感等情况出现。并非所有的防晒产品都要使用卸妆油等专业卸妆产品卸除。如涂抹的是非防水性的防晒产品，使用普通洁面产品仔细清洗便可；如果使用的是防水功能较强或持久型的防晒产品，建议彻底卸妆。洗完脸后应喷上保湿喷雾，使肌肤恢复柔软状态，然后使用保湿美白面膜、美白修护乳液或精华素来稳定肌肤。每天使用防晒产品，既能预防晒黑、长黑斑，又可以降低皮肤发生病变的风险，是每天必须要有的护肤步骤。

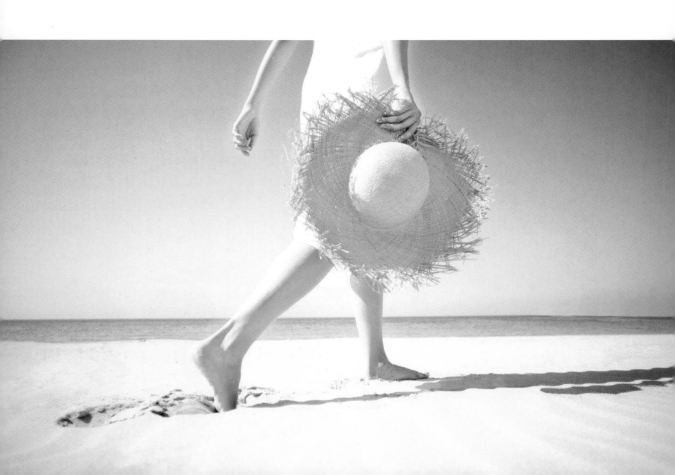

晒后急救　积极还原

　　炎炎夏日，紫外线指数持续高走，如果没有正确地、持续地涂抹防晒产品，肌肤容易被猛烈的紫外线晒得发热通红，继而被晒黑、晒干、晒出斑。不想晒伤肌肤，加快老化，就要"当天的光害当天修护"。晒后的肌肤，应先予以舒缓镇静，急救过后再美白祛斑。

♣ 晒后急救三大步 ♣

舒缓镇静

　　晒后肌肤如果出现发红发热，且有刺痛或肿胀，是轻微灼伤和敏感的表现。要预防起皮，晒红的肌肤在进行任何护理前，应先舒缓退热，使用干净毛巾包上冰块来冰敷，安抚晒得通红且脆弱易敏感的肌肤，同时要避免用手抓肌肤。如果晒伤程度较轻微，可以使用切片芦荟，或用干净毛巾沾上较浓的新鲜绿茶水或芦荟修复液，直接冷敷面部。新鲜绿茶含有丰富的茶多酚，能有效对抗紫外线的损伤，也能帮助舒缓肌肤的晒伤。芦荟中的矿物质、氨基酸及维生素E，能镇静皮肤，缓解炎症；而且芦荟的胶质成分在肌肤上会形成一层透气薄膜，能有效减少水分蒸发，达到锁水保湿的效果，对于晒后水分丢失、干渴不堪的肌肤尤其有滋润效果。

降温补水

　　待肌肤镇静下来，完全消炎后，就可使用含清凉补水成分的面霜或精华液，否则肌肤未经消炎镇静就直接使用面霜或精华液，有可能使发炎发红现象恶化。不妨将保湿面霜放在冰箱冷藏约10分钟后取出使用，轻轻涂抹在面部，特别是鼻尖、额头及颧骨这些较易起皮的位置。而眼周肌肤纤薄，容易受紫外线伤害，也应多加呵护。

美白祛斑

　　肌肤恢复水润健康后，就要赶在出现晒斑前，使用有减淡黑色素功能的精华，淡化及抑制黑色素，持续美白淡斑。不过击退色斑是持久抗战，必须耐心地坚持作战。一般美白产品需经过至少一个肌肤细胞更新周期（约28天）才会见效，让已制造的黑色素经过新陈代谢消散。

　　色斑一旦出现就难以去除，对于亚洲人来说，防晒更是美白护肤的重要课题，因为亚洲人的肤质本身就容易晒黑。而且有研究显示，雀斑大多出现在儿童、青少年时期，青少年期的日晒对肌肤的伤害就占了人一生的70%~80%。所以防晒要趁早，自小养成防晒习惯，减少晒伤，才能延缓肌肤老化和斑点出现。

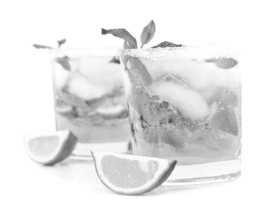

自制芦荟修复液

材料	
芦荟叶	1/2 片
菊花	1/2 汤匙
维生素 E 精油	1 汤匙
薄荷精油	3 滴

做法

1. 将芦荟叶起肉，连同菊花以小火熬煮成汁，去渣放凉。

2. 将放凉的芦荟汁同维生素 E 精油及薄荷精油拌匀，放入冰箱冷藏 1 小时。

3. 取出冷藏的芦荟修复液均匀涂在已清洁的脸上，敷15 分钟后用温水清洗即可。

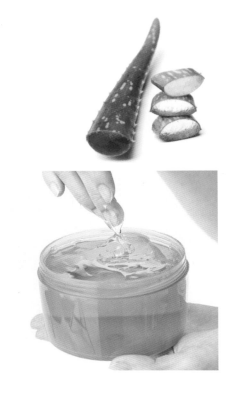

✤ 晒后必备修复品 ✤

24 小时内：面部保湿喷雾

保湿喷雾即能及时补水又能帮助肌肤迅速降温解渴，同时还能缓解因日晒过度而造成的发红发烫甚至晒伤，为肌肤补充水分和营养，可谓晒后肌肤的急救医生。在选择面部喷雾时，要注意挑选含有天然植物或温泉矿物成分，同时不添加香精、酸类、酒精等刺激成分的产品。

1. 舒缓镇静型——含有玫瑰、洋甘菊、矿物质等成分的舒缓喷雾，能迅速镇静肌肤、缓解刺激痛感、减轻发热，即时缓解肌肤不适，适合晒后立即使用。

2. 加强防护型——含有天然植物精华、维生素 E 等抗氧化成分，能提升肌肤防御能力，补充水分，并对抗紫外线、脏空气等的氧化污染，适合在日晒前或日晒中使用。

3. 修复再生型——针对日晒后的缺水干燥、敏感脆弱肌肤，可以帮助肌肤恢复水分平衡，修复受损肌肤，适合在日晒后长期使用。

72 小时内：晒后修复面霜 / 乳液

不是所有面霜和乳液都能用于晒后使用，在选择时要需要注意以下几点：

1. 成分天然温和：以温和不刺激的天然成分为主，不要使用含有高浓度维生素 C、维生素 A、果酸等刺激成分的产品。

2. 质地轻薄易吸收：相对来说，乳液和啫喱的质地更容易吸收，不会给晒后肌肤增加负担。如果选择乳霜质地，那么一定要拒绝厚重、油腻和黏腻感。

3. 功效简单不复杂：晒后肌肤最需要的就是单纯的补水、保湿、镇静和舒缓，而过于复杂的高效美白淡斑、紧实抗老类面霜则不适合在晒后 72 小时内使用。

7~28 天：晒后修复面膜

建议选择具有清凉舒缓及保湿功效的水洗式面膜，其中以清凉的啫喱状、胶状和乳状为佳。由于一片式面膜在敷用过程中会因其密封的特质对晒后受损肌肤产生压力，同时，为了在湿润状态中保持面膜纯净不生细菌，一片式面膜通常会添加一定剂量的防腐剂，对于处于敏感状态下的晒后肌肤，有可能加重敏感症状。

特别提示：晒后不能立刻使用美白面膜

晒后肌肤会呈现轻微发炎症状，此时若立刻使用美白面膜，非但不能达到立即美白的效果，皮肤脆弱者还可能引发过敏、发红等反应。所以第一步应先做好镇定、舒缓肌肤的工作，比如使用芦荟精华、温泉水或保湿面膜，先稳定皮肤状况，两三天后再开始使用美白产品比较好。

当肌肤被重度晒伤

不要立即进行冰敷或用冷水清洗，否则一冷一热会令刺激加重。待脸上红热渐渐退去后，可以喷室温蒸馏水为肌肤补水降温。如果在 24 小时内肌肤一直感觉疼痛，不要自行使用药物或化妆品，请尽快求助皮肤科医生。

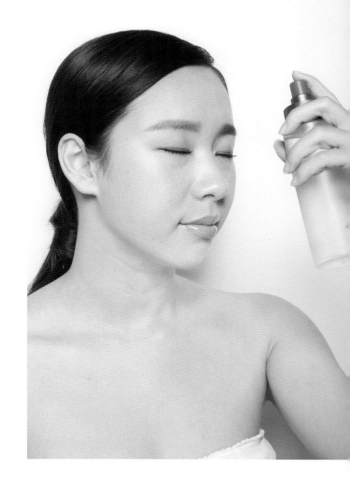

由内到外吃出瓷白嫩肌

正所谓"一白遮百丑"，追求白皙、光亮、原始、无瑕的肤质是女性的终极目标。我常常强调健康的美是要由内靓到外，所以除了要挑选适合自己的防晒用品，还要从饮食上调理好体质，排清体内积聚的毒素，让新陈代谢变好；多吃有美白及抗氧化功效的食物，肌肤自然会变得亮丽有光泽，白里透红。以下介绍的常见食物，便同时具有美肌及排毒之功效。做足防晒功夫，再在饮食上多加留意，便能拥有白滑肌肤。

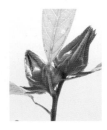

洛神花

有植物界"红宝石"的美誉，能利尿去水肿，具有美白、抗氧化及消滞效果。洛神花有开胃、清热解毒及降火之功效，特别适合在炎热的夏天、胃口欠佳之时饮用。同时它亦有补血、生津止咳、消除疲劳及预防便秘等好处。想拥有红粉绯绯的肌肤，就要多饮用洛神花茶。

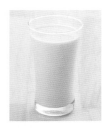

牛奶

在中医学上，牛奶味甘、性微寒，能有效滋润肺部及胃部，有补虚解毒的功效。而牛奶所含的蛋白质和脂肪，极容易被人体消化和吸收，能增强抵抗力，对预防骨质疏松有帮助。此外，牛奶亦含有多种维生素，有润肤、美白、抗衰老的作用。

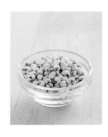

薏仁

薏仁味道甘淡，亦带点微寒的属性，含有淀粉、蛋白质、多种矿物质和维生素。中医认为它有健脾益胃、利小便、消水肿、宁神安眠之效。薏仁除了有美白功效，其淡斑的效果也很显著，长期食用可达到减肥与美白的功效。但要注意，体质虚寒的人、生理期间及怀孕的女士，应避免食用薏仁。此外，薏仁会增加小便次数，若食用过多，会损伤阴液，导致阴虚及津液亏损。

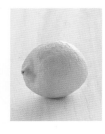

柠檬

维生素 C 是公认的美白、美容物质，能促进新陈代谢，加快排走黑色素，令淡斑更快效果更明显。柠檬除了含丰富的维生素 C，更含有柠檬酸，可强效抑制黑色素产生，令肌肤恢复净白透亮。每天早上空腹喝一杯柠檬蜂蜜水，可帮助肌肤变得更清爽、润泽、细致。不过柠檬含光敏感成分，如用其敷面后立即晒太阳，反而会使皮肤加速变黑或长出黑斑。

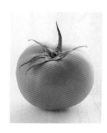

西红柿

西红柿富含维生素 C、抗氧化剂番茄红素、花青素等，能助肌肤抵御紫外线的氧化伤害，提升抗晒力，减少肌肤因日晒而变黑和形成晒斑的可能。西红柿皮是番茄红素最集中的地方，煮熟的西红柿中的番茄红素更易被人体吸收。每星期吃 3~4 次西红柿粒、西红柿浓汤或以西红柿为主要材料的菜式，能令肌肤更纯净透白。

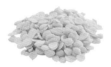

杏仁

中医认为，杏仁味甘、性平，有润肺下气、止咳化痰、润肠通便、美容养颜的功效。杏仁含有丰富的蛋白质及维生素 E，拥有强大的抗氧化力，内服可抑制体内的酪氨酸酶（tyrosinase）的活性，阻止黑色素堆积，达到祛斑美肤的效果。杏仁亦含有脂肪酸，外敷肌肤能够软化皮肤角质层，滋润肌肤，发挥润白作用。

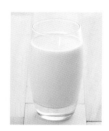

豆浆

豆浆味甘淡、性凉，中医学认为它能健脾利湿、清肺健肤、清热解毒、白滑润肌。豆浆一般由黄豆制成，黄豆中的异黄酮是一种植物性雌激素，能帮助延缓衰老，是维持光泽细嫩肌肤不可缺少的营养。另外，有研究显示，黄豆内含的亚油酸可防止肌肤细胞中的黑色素合成。不过现成的豆浆大多含糖量高，还添加了防腐剂，所以最好用豆浆机自调健康豆浆，除了能确保成分天然，余下的豆渣也能用于敷面，同样有美白功效。

高效美白方案

✤ 夜间美白事半功倍 ✤

夜晚是美白的黄金期

想要白得美、白得快、白得彻底，就绝不能错过夜晚的美白黄金期，因为夜晚才是护理的关键时刻。它不仅是吸收黄金期，更是修复黄金期，想要更快地美白就不能错过它。

晚上洗完澡后，无论是身体还是肌肤都处于放松、休息的状态。尽管是休眠时间，肌肤仍会持续进行新陈代谢，再加上充足的睡眠更能帮助真皮层的成纤维细胞增生，同时能加速黑色素的代谢。夜晚肌肤无须再支起屏障抵御外在有害物质侵害，所以这时候肌肤的吸收力相对更佳，这也是为什么去角质、深层清洁都比较适合在晚上执行。通过这段时间帮助肌肤注入养分，隔天醒来肌肤即能呈现光彩焕发的好肤质。夜晚肌体处于更新修护状态，所以在夜间美白成分能更好地发挥作用。

夜晚 10 点至凌晨 2 点的这段时间，是肌肤血流顺畅、新陈代谢增加的时期，同时也是细胞加速修复与新生的黄金时期。夜间，肌肤细胞放松，当我们进入睡眠状态，肌底干细胞新生力更是日间的 3 倍之多，此时干细胞的新生力达到高峰，加速再生、修护、重建作用，将白天因环境、压力等所产生的肌肤有害因子彻底代谢排除。肝脏排毒也是在夜间进行，而面色的很多问题都受肝脏健康的影响。此外，夜间肌肤不再受到紫外线刺激，不会再刺激黑色素母细胞；夜间黑色素母细胞变得不再活跃，因而可以更好地还

原，已经形成的黑色素也可以更好地被瓦解，修复日间的肌肤损伤。

怎样利用夜间美白的黄金期？

日间美白以防护为主，夜间美白以修护为主。日间紫外线强烈，因此抵御紫外线，对抗自由基是护肤的首要任务。白天无论在室内还是室外，除了阳光照射易使肌肤变黑外，无所不在的紫外线光也可能让肌肤不再白皙，所以白天肌肤需做好防御工作，抵挡外在物质侵袭。夜晚美白更多的是瓦解已经形成的黑色素，同时抑制黑色素母细胞的活动，将已经形成的黑色素代谢掉。

因为晚上的光害较少，而且肌肤处于较放松的状态、吸收力佳，所以可以利用夜晚进行修护，如加速黑色素代谢、帮助角质更新以及促进胶原蛋白增生等，以利肌肤恢复健康状态。

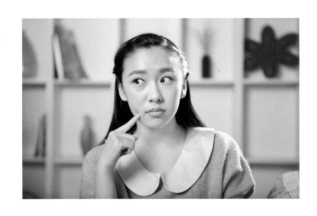

夜晚使用美白产品时，不要贪多，并不是用量越多效果就越好，按照一般保养品使用顺序和方法使用即可。需要提醒的是：美白保养品建议购买全套使用，不要"联合国"。因为每个品牌的美白侧重点不同，有的针对已形成的黑色素进行全面瓦解，有的抑制黑色素母细胞活性，有的阻断刺激黑色素产生的信号。同时，不同品牌美白产品的美白成分也大相径庭，有的以果酸类为主，有的是用维生素C，有的是用熊果苷，等等。

高效美白秘籍

1. 精华"加压"法

把美白精华液（花生米大小）均匀涂抹于全脸，再用压缩面膜加化妆水（或矿泉水）来"加压"，可使渗透更快捷、深层。

2. 最后一步按摩法

夜晚美白护理完成后，可将美白晚霜使用量加大一点，之后搓热双手稍加按摩，可促进肌底层的血液循环，也能让保养成分吸收得更快速。

✤ 中西美白偏方 ✤

古老的美白智慧

中医认为，最容易影响肤色的，当属肝、脾、肾三脏，人的肤色可以由内在的脏腑调养来改变。除了长期的健康调养之外，我们的祖先还为格外爱美的女性提供了专门针对美白的偏方——这从另一个侧面证明了以白为美的审美观古来有之。

四白汤：白术、白芍、白茯苓、白扁豆、人参、黄耆各3克，甘草1.5克，加生姜、大枣，水煎服，或和鸡、猪脚或排骨等肉类煲汤食用，或在方子中去掉生姜和大枣，煎水后稀释用来洗脸。

最简单的西式"猛药"

如果你的肤色暗沉伴以抵抗力下降，经常"上火"，或单纯是在受到意外的日晒之后肌肤变黑，想迅速地白回来，有一个最简单的"猛药"，就是维生素C。去药房买回一瓶最普通的维生素C片，看好每片中的维生素C剂量，按成年人每天摄入维生素C的上限1000毫克的一半500毫克，算出每天应该服用的数量。只要一个星期，你就会发现肤色和健康状态都有明显的改善。这一方法只能用来救急，不可常用。

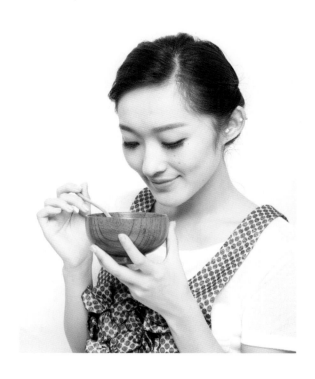

美白按摩法

想拥有瓷白嫩肌，正确地防晒和护肤缺一不可。每星期进行 2~3 次手法简单的面部穴位按摩，配合天然精华液或按摩乳霜，就能改善肌肤血液循环，提升肌肤吸收力，促进新陈代谢，让美容成分更好地渗透。肌肤获得充足的营养补给，美白、抗衰老自然事半功倍。而且按摩亦能助舒缓压力，让肌肤感觉放松，帮助肌肤恢复正常的平衡状态。每星期做 2~3 次，每次 3~5 分钟，轻轻松松就能拥有白里透红的美肌。

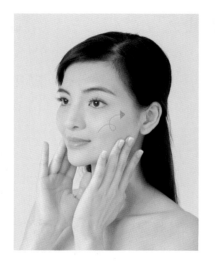

1. 洁面后，先补水

用中指及无名指指腹，轻柔地在面颊部位进行大幅度的按摩。先以下颚为中心，向左右耳方向进行打圈式按摩，再用按压方式涂匀保湿水，用掌心包裹面颊、前额和下巴，以手的温度来促进吸收。然后再用中指及无名指指腹，将精华液均匀涂于全脸。

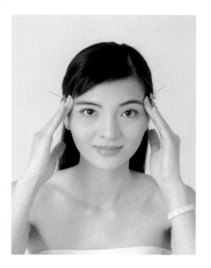

2. 揉按太阳穴放松肌肤

以中指及无名指指腹，轻轻刺激位于眉尾与眼尾中间的太阳穴约 3 秒。这一动作既能纾解压力，又能促进淋巴循环。重复此动作 2~3 次。

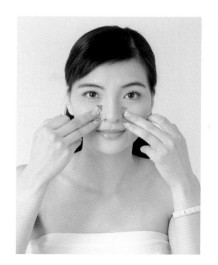

3. 揉按迎香穴增强肌肤弹性

用中指指腹在鼻梁两侧上下按摩，然后稍微对位于鼻翼两侧凹陷处的迎香穴施力。按压这个穴位有改善细纹、增强肌肤弹性的效果。

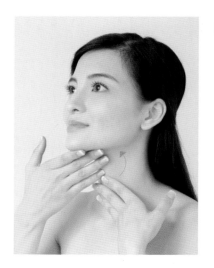

4. 推按颈部，促进气色红润

用双手从颈部的中央向外、从下至上，稍微施力推按。这个动作可促进颈部血液和淋巴循环，让面部血液循环更顺畅，帮助恢复好气色。此动作可重复 2~3 次。

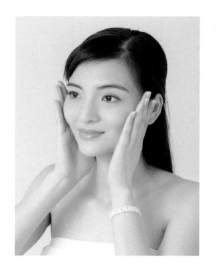

5. 涂上乳液，锁紧美白营养

最后，在全脸涂上锁水乳液，同样用掌心包裹面颊、前额和下巴，以温度来促进吸收。

自制美白面膜

　　用天然材料自制面膜，材料易买又便宜。可以说自制面膜是价廉物美的美容佳品。不过自制面膜最重要的是保持新鲜，每次制作都不要多贪，用剩的谨记用保鲜膜包好放入冰箱，并于一星期内用完。面膜稍有油水分离现象或怪味出现，就得马上丢掉。

冬瓜子淡斑面膜

　　冬瓜的好处多不胜数。冬瓜性味甘平，有清热、养胃生津的功效，煲汤饮用可利尿去水肿，减肥瘦身效果一流。其实冬瓜也有美容护肤功效，用冬瓜子磨粉当面膜，可以扫除面部暗黄，淡斑，美白润肤。把蜂蜜雪冻加入冬瓜子粉中，敷面时既感觉清凉，又能达到美容功效。

材料
冬瓜子 2 克，蜂蜜 1/2 茶匙

使用方法
将冬瓜子磨成粉，跟蜂蜜拌匀，均匀地涂在已清洁的脸上，敷 15 分钟后用温水清洗即可。

西红柿蜂蜜滋润面膜

　　西红柿有美白功效，蜂蜜可以滋润皮肤，此面膜有清洁、美白与平衡油脂的效果，尤其适合油性肌肤。敷面膜前先去除肌肤老化角质，再加上番茄红素和蜂蜜的滋养，能让肌肤柔嫩有弹性。

材料
西红柿 1/2 个，蜂蜜 1 茶匙，面粉 1 茶匙

使用方法
西红柿去蒂、去皮、捣成蓉，加入蜂蜜及面粉调成糊状，均匀地涂在已清洁的脸上，敷 20 分钟后用温水清洗即可。

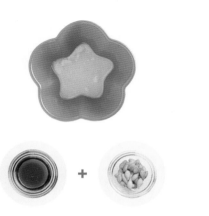

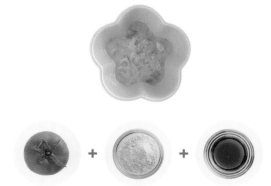

白芷牛奶美白面膜

喝牛奶可补充蛋白质，帮助修复细胞，保持肌肤弹性。以牛奶配合白芷调成面膜，可收净白、养阴和润燥之功效，让肌肤散发光泽。

材料

白芷粉 2 茶匙，牛奶 1 汤匙

使用方法

将材料拌匀，均匀地涂在已清洁的脸上，敷 15 分钟后用温水清洗即可。

牛奶绿豆面膜

牛奶和绿豆都具有消炎、美白肌肤的功效，将两种材料混合，可令肌肤细滑，暗疮印亦会变淡。但要注意绿豆粉的清洁力很强，一周使用不要超过 3 次，皮肤很薄的人更要留意。

材料

绿豆粉 2 茶匙，牛奶 1 汤匙

使用方法

将材料拌匀，均匀地涂在已清洁的脸上，敷 20 分钟后用温水清洗即可。

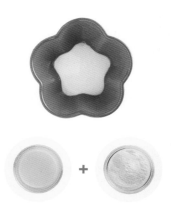

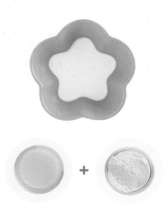

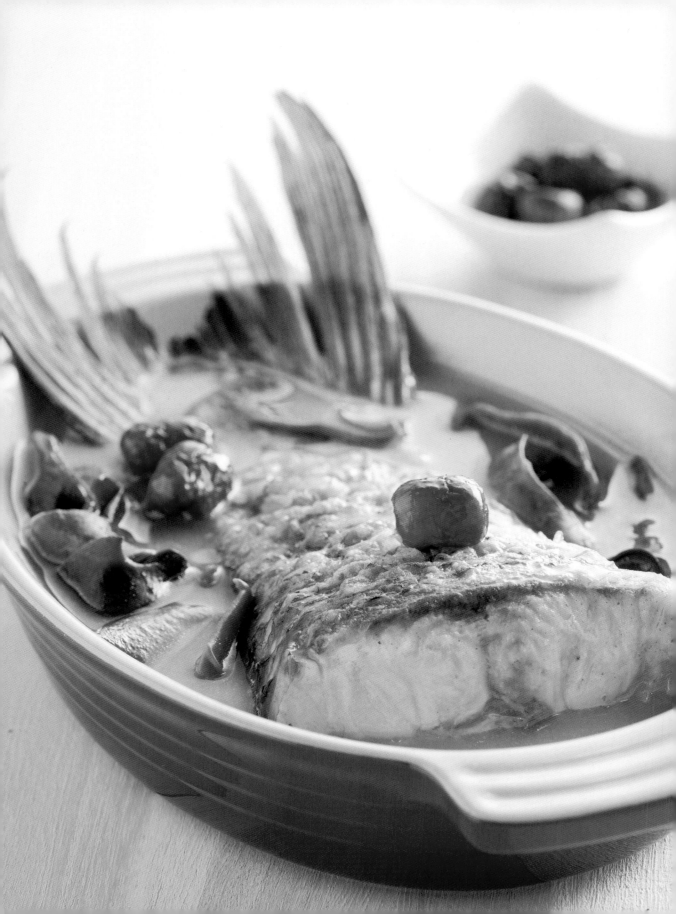

美白食谱

黑木耳鱼尾汤

　　美白不需要复杂的步骤，在日常生活中摄取天然有效的食材，轻轻松松就能吃出美白肌肤。黑木耳含有丰富的蛋白质和维生素 E，后者可以抗氧化和对抗黑色素，是美白和淡化疤痕的好帮手。黑木耳中的胶质更可吸附残留在人体消化系统内的灰尘和杂质，集中起来排出体外，达到润肠通便、护肤美颜的作用。

材料	
黑木耳	37.5 克
草鱼尾	1 条
红枣	6 枚
姜	2 片
葡萄籽油	1 汤匙
清水	8 杯

调味料	
盐	1 茶匙
胡椒粉	1/4 茶匙

做法
1. 黑木耳浸软，去蒂后剪小块；红枣去核洗净；草鱼尾洗净并印干水分，擦上盐及胡椒粉。
2. 锅烧热下葡萄籽油，中火爆香姜片，加入草鱼尾，以中火煎至两面金黄，加入清水煮至滚起。
3. 加入全部材料，以大火煮 10 分钟，再转小火煮 30 分钟，加入盐调味即可。

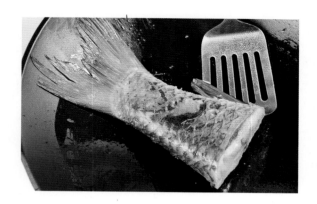

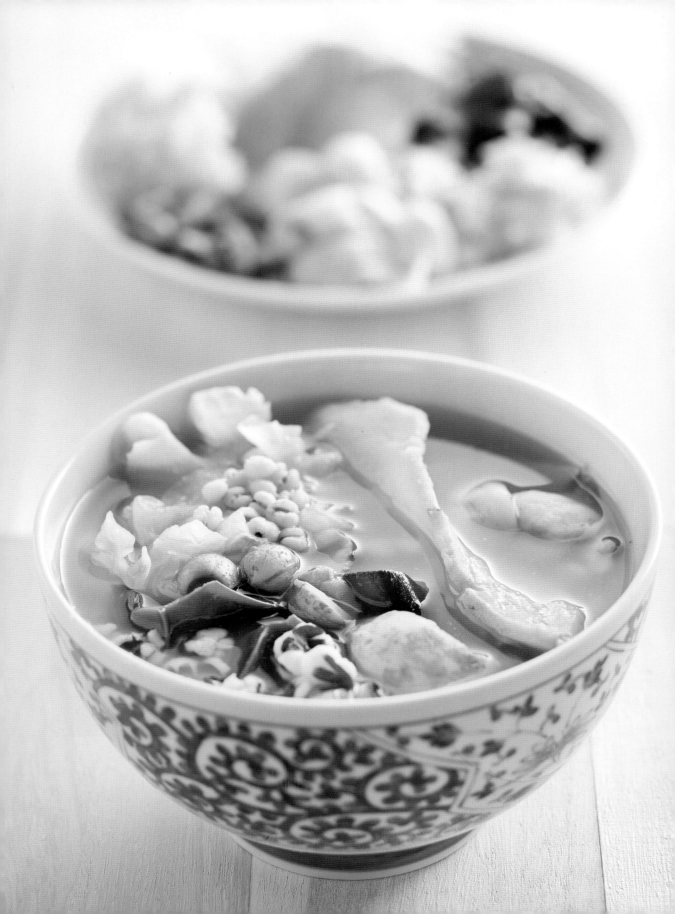

八宝粥

　　八宝粥有美白养颜的功效，其中莲子是强劲的美白元素，可加快美白肌肤的步伐。古埃及人相信莲花具净化、促进再生的特质；而现代科学研究发现，莲子中含有丰富的维生素、矿物质等营养物质，可提取出莲心碱、菜芦醚等成分，有抗氧化、抗发炎等美颜价值。最新研究发现，莲子萃取物经发酵后，能帮助黑色素细胞分裂更生，将底层的黑色素向上排走，淡化深层斑点。

材料	
莲子 / 淮山 / 茯苓 / 芡实 / 百合	各 30 克
银耳 / 黑木耳 / 薏仁	各 37.5 克
清水	8 杯

调味料	
冰糖	1 小块

做法
1. 所有材料洗净浸水 1 小时；银耳及黑木耳去蒂后剪小块。
2. 锅中加入清水煮滚，放入全部材料，以大火煮 10 分钟，再转小火煮半小时，加入冰糖调味即可。

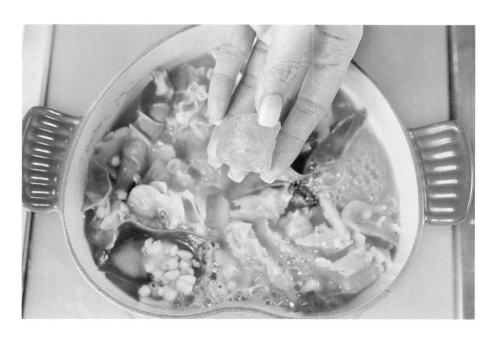

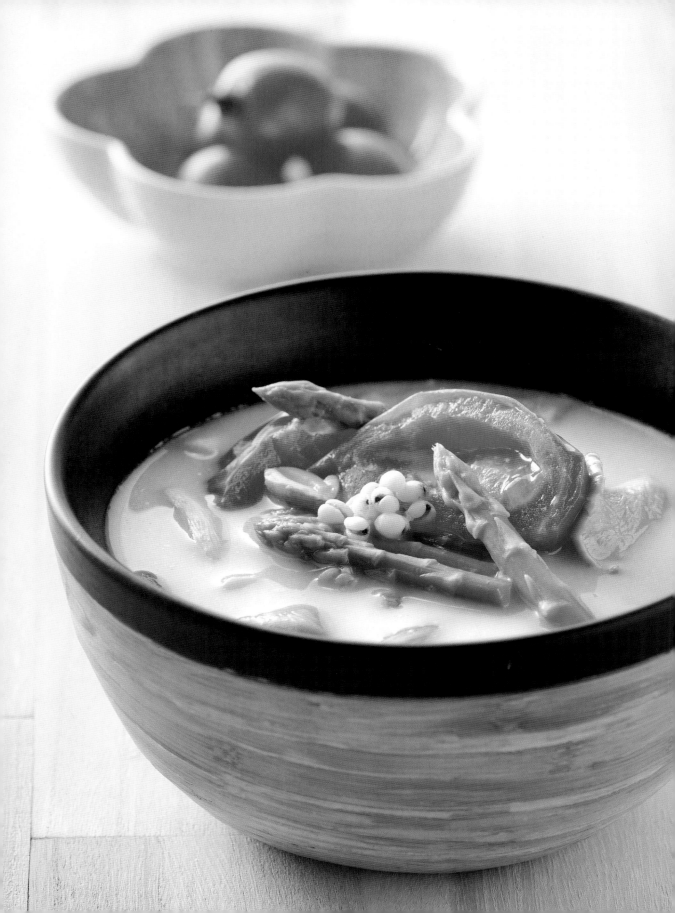

美白西红柿锅

　　西红柿营养好、益处多，除有助燃烧脂肪外，其所含的番茄红素还能在肌肤表层形成一道天然屏障，有效阻止外界的紫外线、辐射对肌肤的伤害。美国的研究发现，西红柿皮是番茄红素最集中的地方，而西红柿核周围的胶状物也含有丰富的维生素，皮和核的营养价值同样很高。吃西红柿时，记得别丢掉皮和核。

材料	
牛奶	200 毫升
莲子	20 克
薏仁	20 克
西红柿（切块）	2 个
芦笋（切段）	40 克
秀珍菇	60 克
无味精鸡汤	600 毫升

调味料	
盐	2 茶匙

做法
1. 莲子及薏仁洗净浸软；秀珍菇洗净。
2. 锅中加入鸡汤煮滚，加入全部材料，以大火煮 15 分钟，最后加入牛奶煮至再滚起，加入盐调味即可。

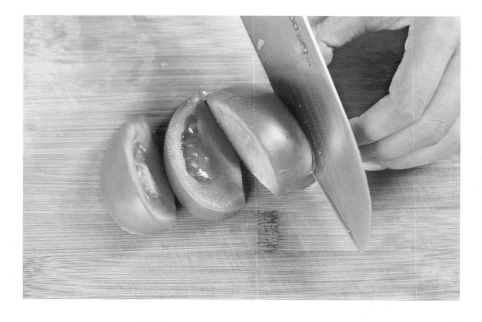

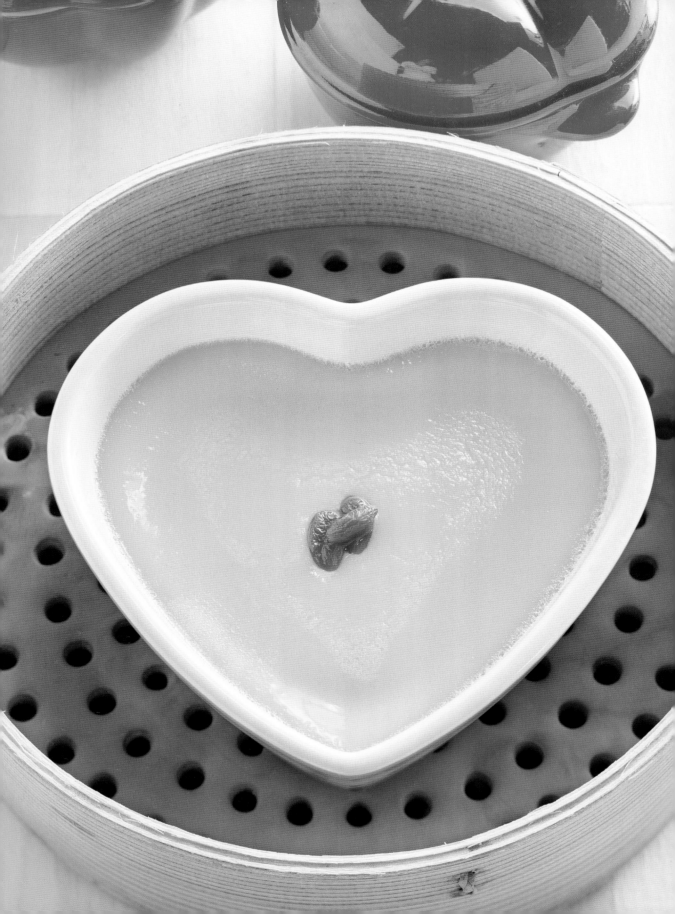

椰奶蒸蛋

南方人夏天常食用的椰子是很好的护肤材料，因其含蛋白质、维生素C、钙、钾等，有修补功效，有助润泽皮肤、减少皱纹、美白嫩肤。椰子中的维生素C能抗氧化，促进新陈代谢，避免黑斑和雀斑的产生，改善肌肤因血液循环差而出现的黯沉现象。

材料	
鸡蛋	2 只
椰浆	1 杯
枸杞子	5 粒

调味料	
砂糖	100 克

做法

1. 锅中加入椰浆和糖，以小火加热至糖融化，盛起放凉备用。

2. 鸡蛋拌匀后加入第 1 步制成的糖浆中调匀，用细网滤除杂质，倒入碗内，盖上保鲜膜。

3. 将碗放入锅中，以大火隔水蒸 12 分钟，吃时撒上已浸软的枸杞子即可。

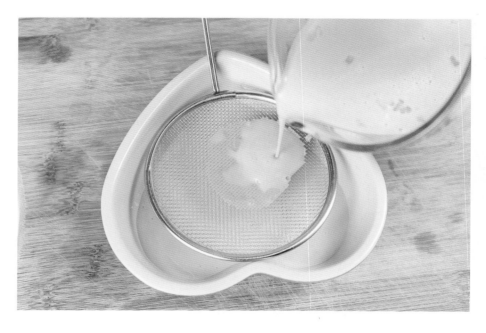

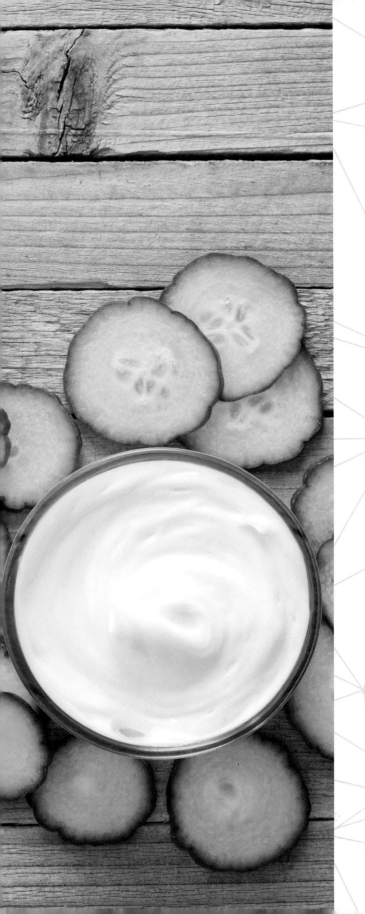

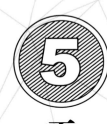

5

零毛孔鸡蛋肌

15~30 岁的肌肤，普遍缺水不缺油，甚至有油脂分泌过剩的现象。

肌肤一旦水油失衡，油脂和空气中的污垢堵塞毛孔，细纹、松弛、毛孔

粗大等问题就接踵而来。除了外涂补水护肤品外，还要从改善肌肤机能

着手，才能使毛孔呼吸顺畅，肌肤像鸡蛋般细致平滑。

针对性打造零毛孔鸡蛋肌

毛孔护理非一朝一夕就能见效，要加强塑造零毛孔鸡蛋肌的效果，就要先认清肌肤毛孔粗大的原因，再针对问题改善。那么，你知道你属于哪种粗糙肌吗？

✤ 缺水型毛孔粗大 ✤

特征

1. 油脂分泌较少，毛孔呈椭圆形。

2. 肤色不算暗哑，但秋冬季肌肤干燥，甚至出现干纹。

3. 肌肤吸收力弱，护肤营养抵达不了肌肤底层。

你要实时锁水！

对策

促进代谢，长效保湿

轻熟女理想的肌肤代谢更新周期为 28 天，无奈年龄增长、熬夜少眠、精神压力、紫外线照射等因素都会使肌肤代谢机能减弱，延长更新周期。护肤营养渗入肌肤减慢，容易造成真皮层缺乏水分，使表皮细胞开始萎缩，肌肤失去通透感。加上 35 岁以上的肌肤油脂分泌逐渐减少，毛孔及皱纹等问题显得格外明显。除了每天进行彻底清洁、踢走旧角质、持续做净后补水外，轻熟女还应多喝清水、勤做运动，加快新陈代谢，才能彻底解决因代谢减慢而出现的缺水型毛孔粗大问题。

近年来，越来越多的人意识到做运动对健康的重要性。做运动不止有益心肺健康，也有唤醒肌肤的作用。运动过后人体的新陈代谢速度较快，吸收能力较佳；而且运动时毛孔会扩张，通过排汗将堵塞毛孔的污垢排走，只要好好把握这段时机，做好深层清洁、补水和使用有收缩毛孔功效的产品，收缩毛孔便会事半功倍。由于运动后半小时内身体还会继续排汗，所以不应在这半小时内涂上过量的护肤品，只需进行适当的洁肤及爽肤程序。除了敷面膜或深层补水，运动后也可用冷热交替敷面法，帮助毛孔收缩：先清洁肌肤，再用干净的毛巾包裹冰块，直接将冰毛巾敷在面部约 1 分钟使肌肤降温，通过冷缩热胀收细毛孔，然后再用能量活肌水轻轻拍打让肌肤慢慢吸收。

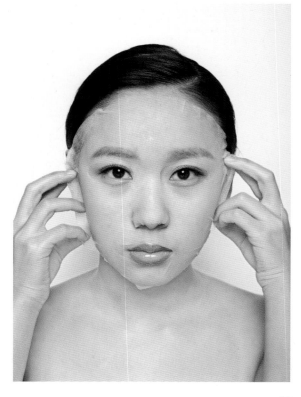

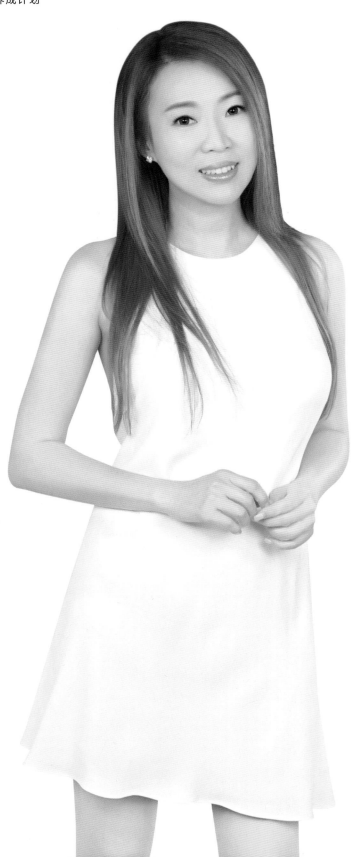

✤ 皮脂型毛孔粗大 ✤

特征

1. 面泛油光，T区肌肤最易出油。
2. 鼻上有黑头，额头、面颊有暗粒。
3. 黑头显眼。

你要控油兼洁净毛孔！

对策

深层清洁，源源补水

最令油性肤质苦恼的是毛孔问题缠绕不散，黑头粉刺去不完，毛孔被撑得大大的，过盛的油脂更令面颊显得又暗又黄。皮脂型毛孔粗大的烦恼往往发生于青春期少男少女身上。青少年油脂分泌旺盛，如果没有正确地清洁护肤，老废角质就会在肌肤表层堆积。当氧化油脂混杂老废角质，就会形成很黏的角栓，并

随着毛孔的扩张呼吸，从毛孔口逐渐往毛孔深处推进，从而撑大毛孔，形成黑头。油脂分泌特别旺盛的额头、鼻头、鼻翼两侧，特别容易隐藏大量油脂，这些部位的毛孔也就特别容易变粗大、松弛。

要令毛孔收细，不能单靠爽肤水，那只有短短几分钟的视觉效果，而是应该通过彻底清洁肌肤和补水，让肌肤恢复水油平衡状态，使毛孔收细。要注意黑头、氧化油垢很黏，它们紧紧地黏着毛孔壁，久了还会变硬。传统的针清、挤压、磨砂、鼻贴等刺激方式，只能去除黑头的表层，黑头的"根"反而会断在毛孔中，变得更隐蔽、更顽固；这些方式还会损伤毛孔，使黑头更易积聚，毛孔也更易松弛、更碍眼。

✤ 老化型毛孔粗大 ✤

特征

1. 油脂分泌少，差不多是零油分。
2. 肌肤出现色斑，并有变大、变深的趋势。
3. 肌肤经常觉得绷紧，容易起皮。

你要积极补充胶原蛋白！

对策

胶原紧致，食补养生

50岁的熟龄肌，几乎是零油分，所以成熟或干性肌肤较少面对油光满面的问题。但油脂分泌太少，

随之而来的就是暗哑无光；加上代谢机能减弱，又会降低抗氧化能力，自由基便乘机加剧氧化伤害，促使胶原蛋白老化，难以有效支撑肌肤，使毛孔周围松弛凹陷。肌肤显得气色不佳，灰暗泛黄，皱纹渐多渐深，肌肤经常觉得紧绷，容易起皮，毛孔扩张呈水滴型，或是涂抹什么都不吸收。

面对这种肌肤问题，就要勤补胶原蛋白。说到胶原蛋白，很多人就想到花胶、燕窝、海参这些名贵食材。其实从中医养生角度来看，"食补"最为重要，不用花大钱亦同样能起到扶正固本、调理体质的

效果。中医认为，脾胃负责输送水分及营养到身体各部分，当脾胃功能正常，气血运行通畅，则百病不生，肌肤红润带有光泽。四季常见的薏米、淮山，是我们日常容易接触到且价格便宜、营养价值高的食物，既有改善脾胃之效，又有美颜嫩肌的作用。对女性来说，淮山是很好的美颜食材，因为它所含的皂苷（dioscin）有助人体合成各种激素，能促进肌肤表皮细胞的新陈代谢，提升保湿功能，从而改善肌肤的滋润度及光泽，亦可以益肺止咳。而且淮山纤维含量丰富，容易令人有饱足感，是瘦身人士的好帮手。

干贝淮山润肺汤

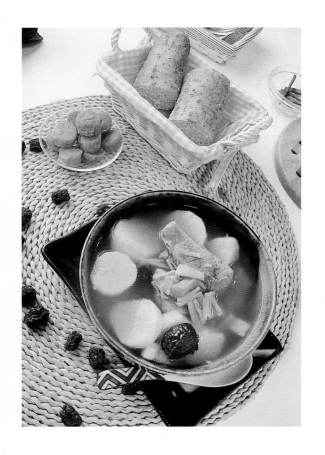

材料	
新鲜淮山	300 克
干贝	37.5 克
陈皮	1 小块
猪肉	150 克
红枣	4 枚
蜜枣	2 枚
姜	1 片
盐	适量
清水	8 杯

做法

1. 猪肉洗净、切块，加入放有姜片的滚水中汆烫去血水。

2. 红枣洗净，去核备用；淮山去皮、切块、洗净备用。

3. 干贝及蜜枣洗净备用。

4. 陈皮去囊洗净备用。

5. 锅中加入清水煮滚，放入全部材料，以大火煮 10 分钟，再转小火煮 1 小时，加入盐调味即可。

高效收毛孔方案

✤ 高科技收毛孔项目 ✤

肌肤经常受到天气变化影响，尤其是夏天，天气闷热，日照时间长，猛烈的阳光令肌肤表面的水分加倍蒸发，肌肤水油失衡，底层胶原蛋白老化，从而导致毛孔粗大。加上空气污染，污垢容易堆积在肌肤表层，跟油脂混合堆积在毛孔深处，使肌肤暗哑、缺乏光泽。深层清洁、补水、促进胶原增生能有效修护粗大毛孔。如果想快捷些，可利用高科技美容仪器。一定要选择有资质的医师执行。

1. 超声波净化

优点：利用高频震动，畅通毛孔，排出污垢，同时为肌肤深层导入营养。

适合人群：任何肌肤，可用于定期深层清洁。

整个护理疗程主要依靠无针电泳深层注入美颜仪来完成。它利用铲形治疗头产生的高频率超音波，产生分解的力量，将毛孔内囤积的顽固油脂瓦解，达到深层清洁的目的。再通过离子导入，开启皮肤上的无数通道，将刺激胶原蛋白生成的营养精华输送到肌肤最底层，给松弛的毛孔注入活力，对于收紧毛孔、淡化痘印和面部的紧致提升都有即刻能感受到的效果。建议每周做一次，并且长期坚持。

2. 黑脸娃娃

优点：属于非侵入性治疗，疼痛度低，收缩毛孔的同时具有美白效果，无须恢复期。

适合人群：皮肤粗糙、毛孔粗大、皮肤油脂分泌过多、痤疮初期（粉刺）、肤色暗黄的人群。

在医学美容较为发达的韩国，几乎每个女性都会进行黑脸娃娃的治疗。它神奇的地方在于能够控制皮脂腺分泌，从源头减少肌肤出油，消除导致粉刺产生的痤疮杆菌，并刺激毛孔收缩。在治疗时需要在脸部涂抹一层碳粉，待它渗入毛孔后，再用激光将炭粉粒子爆破，在击碎表皮污垢和角质的同时充分刺激皮肤细胞的更新，从而达到收缩毛孔、平滑肌肤的功效。根据肌肤情况一般需要进行 4~6 次的治疗，每次间隔 1 个月。

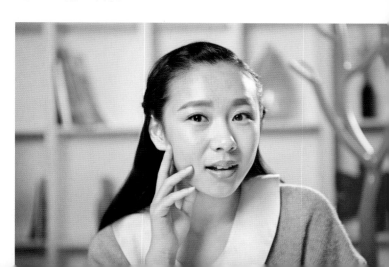

自制零毛孔面膜

虽然用天然食材自制的面膜刺激性较低，但敷面前也应先取一小匙敷在手肘内侧做测试。一旦皮肤出现任何红肿、痒痛、发热的症状，应立即用清水洗净，再涂上爽肤水以确保肌肤不受损伤。

黄瓜奶酪锁水面膜

奶酪是由牛奶经乳酸菌发酵而成，含丰富的蛋白质、维生素、钙和磷等与牛奶相似的营养，外用敷面有保湿滋润的效果，配合能舒缓敏感的黄瓜更有助净白去黄。注意用来护肤的奶酪，必须选择原味的；可选质地较稠的希腊奶酪来制作面膜。

材料

小黄瓜 1 根，原味奶酪 1/2 杯，冷压椰子油 2 汤匙

使用方法

1. 黄瓜去皮切小块，连同所有材料放入榨汁机打成黄瓜蓉。
2. 将黄瓜蓉均匀涂在已清洁的脸上，敷 15 分钟后用温水清洗即可。

燕麦蛋白去油面膜

当汗水、尘垢堵塞毛孔，毛孔呼吸不了自然就会出油，造成毛孔粗大问题。面膜中的燕麦成分能吸收肌肤表面的多余油脂，保持油脂平衡，减少面上的油光。

材料

燕麦粉 3 汤匙，有机蛋白 2 汤匙，蜂蜜 1 汤匙，温水 3 汤匙

使用方法

1. 燕麦粉放入温水中拌匀。
2. 将蛋白及蜂蜜跟燕麦水拌匀，均匀涂在已清洁的脸上，敷 20 分钟后用温水清洗即可。

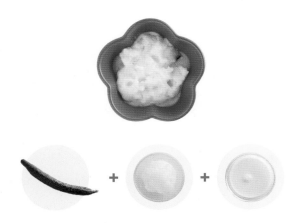
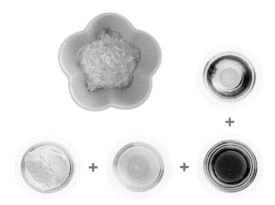

香蕉蜂蜜补水面膜

香蕉是常见且价廉的水果，其营养价值较高，尤其对心血管疾病患者是一种良好的食物。对肌肤来说，香蕉也是一种很好的面膜材料，直接将香蕉捣成糊状敷面就有温和清洁与滋养修护的功效。这款面膜还添加了蜂蜜，能加强保湿滋润作用。

材料
熟香蕉 1/2 根，蜂蜜 1 茶匙

使用方法
香蕉去皮捣成蓉，加入蜂蜜调成糊状，均匀涂在已清洁的脸上，敷 15 分钟后用温水清洗即可。

西瓜收毛孔面膜

西瓜是夏季最佳解暑水果，同时是晒后护肤的好帮手。肌肤日晒后会感到灼热，这时肌肤需要镇静，然后才可进行进一步的治疗。西瓜面膜有助面部补水降温，适合用于晒后护理。

材料
西瓜 1 块，牛奶 1 茶匙，面粉 1 茶匙

使用方法
西瓜去皮捣成蓉，加入牛奶和面粉调成糊状，均匀涂在已清洁的脸上，敷 15 分钟后用温水清洗即可。

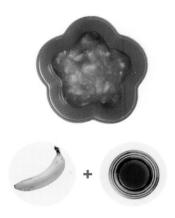

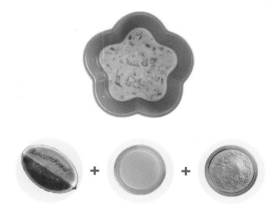

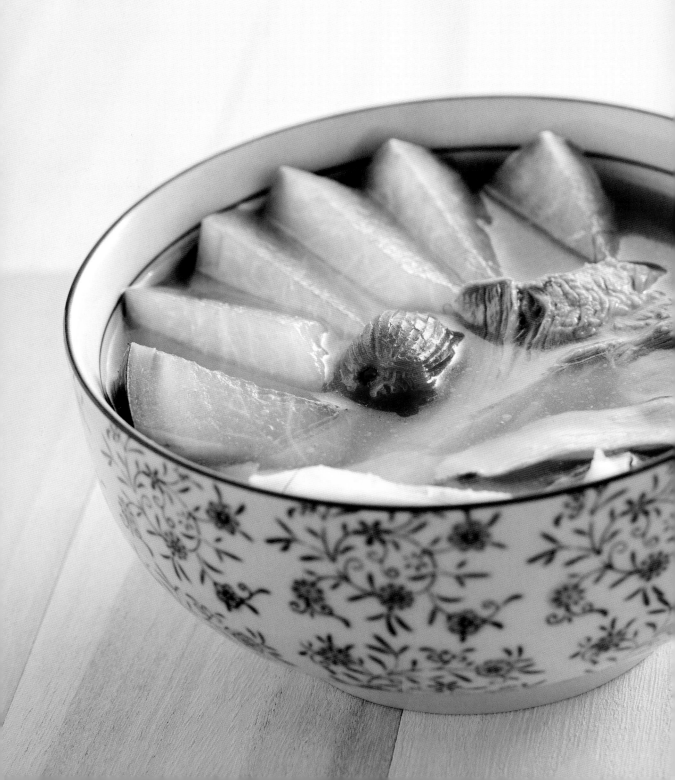

零毛孔食谱

薏仁玉竹美肤汤

　　薏仁富含蛋白质、碳水化合物和人体所必需的 8 种氨基酸，有很强的保养功效，同时能使肌肤变得光滑细腻，其长效控油效果最值得期待。但薏仁性寒，体质比较弱的女士在经期前一周就要停吃，否则可能引发痛经。

材料	
薏仁	37.5 克
粟米须	19 克
冬瓜	600 克
玉竹	15 克
蜜枣	2 枚
排骨	300 克
清水	12 杯

调味料	
盐	1 茶匙

做法
1. 薏仁浸软；冬瓜洗净切块。
2. 粟米须洗净，加入 4 杯滚水中煮 15 分钟，隔渣留水备用。
3. 排骨洗净，加入清水中煮至滚起，汆烫去血水。
4. 锅中加入 8 杯清水煮滚，加入全部材料（粟米须水除外），以大火煮 10 分钟，再转小火煮 2 小时。
5. 加入粟米须水，转大火煮 10 分钟，下盐调味即可。

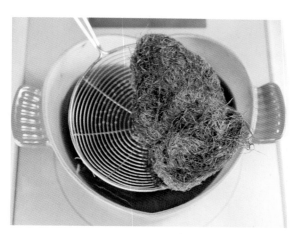

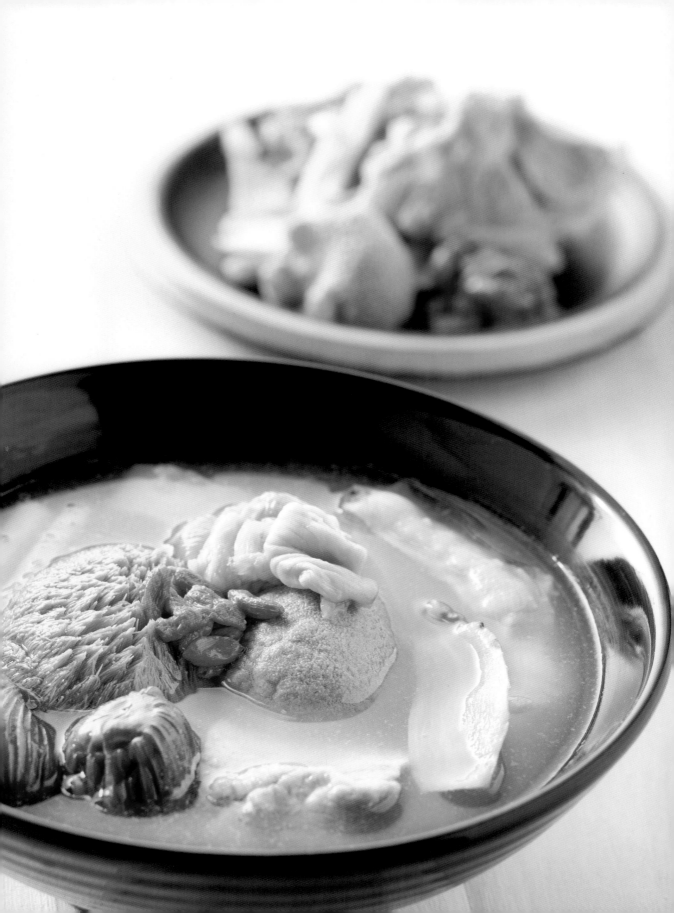

猴头菇花胶健肤汤

猴头菇助消化、促排毒；沙参有利清养肺胃、补中益气；玉竹养阴润燥、滋养强体。这些食材加上富含胶质的花胶同煮，不止释放出满满的胶质，汤头也因此清甜温醇，非常适合想美肌嫩肤、补气养生的人士。

材料	
猴头菇	3 只
花胶（约 12 厘米）	1 只
枸杞子	8 克
沙参 / 玉竹	各 5 克
排骨	300 克
蜜枣	2 枚
姜	1 片
葱（切段）	1 棵
清水	8 杯

调味料	
盐	1 茶匙

做法

1. 花胶浸发一晚，加入放有姜葱的清水中煮至滚起，熄火焗至水凉，捞起沥干放凉，切块备用。
2. 猴头菇洗净浸软。
3. 排骨洗净，加入清水中氽烫去血水。
4. 锅中倒入清水煮滚，加入全部材料，以大火煮 10 分钟，再转小火煮 2 小时，加入盐调味即可。

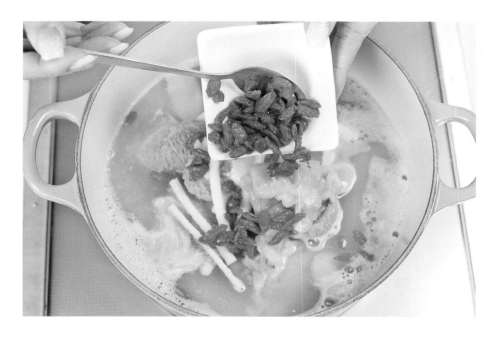

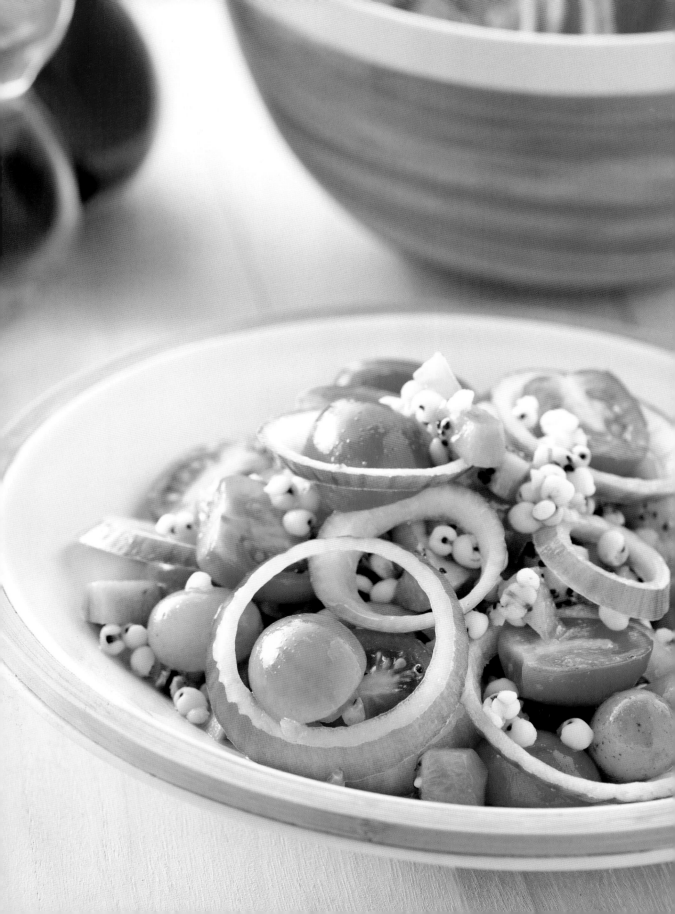

奇异果薏仁沙拉

奇异果含丰富的维生素、果胶、果酸等，所含的果酸能加快角质代谢及黑色素沉淀，有效去除或淡化黑斑，平衡皮肤的油脂分泌，继而达到收细毛孔的功效。此外，奇异果还含有其他水果少见的营养成分如氨基酸及天然肌醇，能渗透并深入滋养肌肤，有效修复受损细胞，预防黑斑，使皮肤更加白皙细腻。

材料	
奇异果 / 金奇异果	各 1 个
薏仁	100 克
红葡萄	10 颗
圣女果	10 颗
红洋葱	1/4 个

调味料	
特级初榨橄榄油	2 汤匙
红酒醋	2 汤匙
黑胡椒碎	少许

做法
1. 奇异果去皮切丁；红葡萄、圣女果切成两半；红洋葱切成圈备用。
2. 薏仁浸泡 1 小时至变软，加入滚水中煮 15 分钟，捞起沥干放凉。
3. 将所有材料放入大碗内，加入已调匀的汁料拌匀，即成。

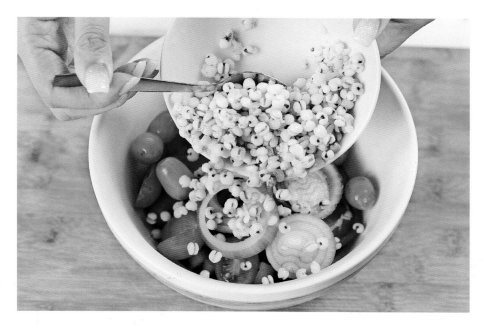

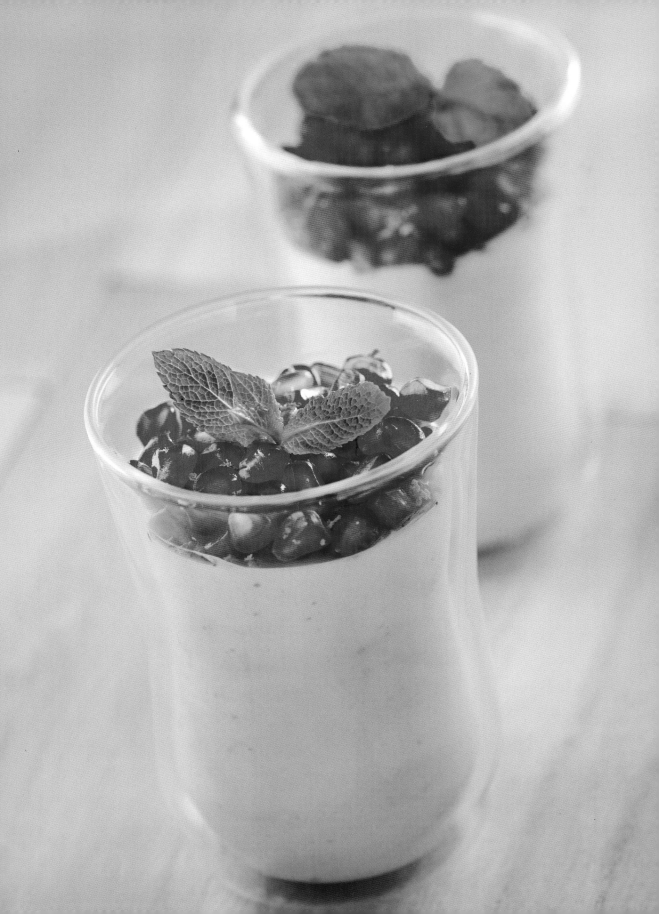

红石榴奶酪芝士杯

　　想吃甜品，又想美肌收毛孔，红石榴加奶酪正是最佳选择。红石榴的果肉含大量维生素C，能补充水分及对抗自由基，无论是直接食用还是捣成蓉涂在身上，均能够令皮肤水润光滑，改善因肌肤缺水而造成的毛孔粗大问题。奶酪中的乳酸有助皮肤吸收水分，而活性乳酸菌能增强皮肤生机，减少油脂分泌，改善毛孔粗大。

材料	
红石榴汁	1/2 杯
青柠皮	1 茶匙
忌廉芝士	100 克
低脂原味奶酪	150 克
蛋白	3 个
细砂糖	50 克
鱼胶粉	15 克

调味料	
新鲜红石榴果肉	适量
新鲜薄荷叶	适量

做法

1. 鱼胶粉慢慢加入红石榴汁中，隔热水搅拌至完全溶解，备用。

2. 蛋白打至软峰状，加入奶酪、青柠皮、忌廉芝士及细砂糖拌匀，再倒入第 1 步的汤汁中拌匀。

3. 将上一步拌好的奶酪倒入杯内，放入冰箱冷藏至凝固，以红石榴果肉及薄荷叶装饰即可。

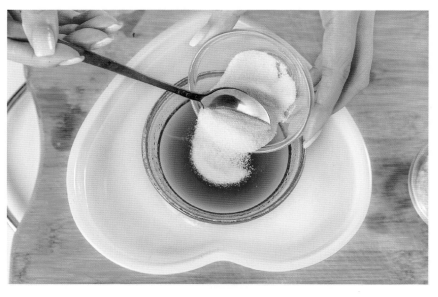

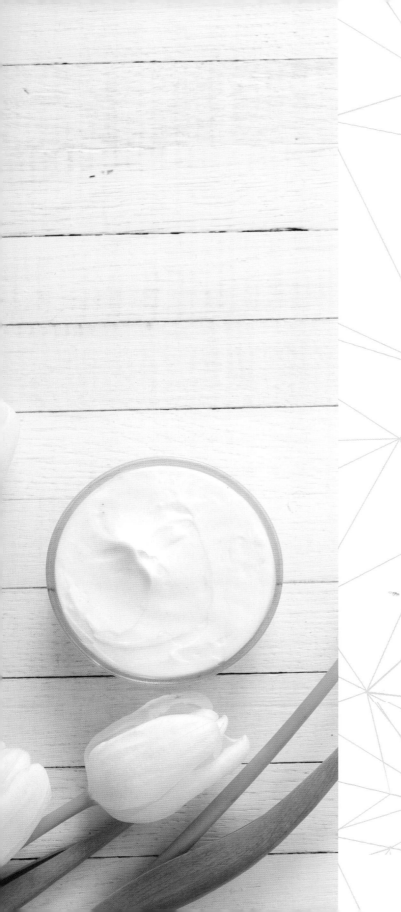

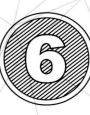

6

无痘嫩滑肌

压力、不良饮食习惯、空气污染或过度疲劳等都会令肌肤积聚毒素，亦即中医所指的『肺郁积热』『肝火盛』，从而引发炎症。炎症是痘痘的根源。不想肤色暗哑、痘印满面或面部布满凹洞，就要从食疗和彻底护肤做起。

内外护肤　击退痘痘

　　过剩油脂氧化、油脂混合污垢、护理不当，多余油脂就会硬化氧化，形成黑头粉刺，甚至演变成暗疮和凹洞。其实痘痘肌除了是由于"外在"污染所致，同时也受"内在"污染影响。想保持肌肤白滑无印，就要内外夹击，将污染物及毒素一一清除。

❧ 内在·护肝肺·祛痘 ❧

　　中医学讲究整体观念，深信"有诸内必形于外"，肌肤润滑与否，实际上是脏腑、经络、气血在体表的呈现。只有脏腑功能正常、经络通畅、气血旺盛，才能保持白滑肌肤。当人体经脉不通、脏腑失和、毒素积聚，就会形成一系列的皮肤问题。很多人都知道毒素积聚会引起疾病、应该排毒，却不知道那些"毒"到底是什么。中医认为体内的湿、热、痰、火、食，皆积聚成"毒"。例如缺乏运动令多余水分无法疏泄而形成的湿、欠缺足够睡眠所造成的肝火、常吃煎炸油腻食物所形成的痰，通通都是毒素。中医认为超过90%的暗疮成因都是日常饮食、肝、肺、肠胃出现问题所致，其中，宿便的毒素更是万病之源。

　　中医认为"肺与大肠相表里"，身体的毛病通通是由内脏发出来，如果肺郁积热则大肠功能必受影响，出现便秘等症状。当体内积存了大量热毒和湿毒，就会导致暗疮、湿疹等问题。一些患有严重暗疮的病人，一味只顾吃西药，完全忽略健康饮食；有些更是不喝水，不吃蔬果，这些行为会大幅加重负责解毒的肝脏的负担，使肝火旺盛。每晚 11 时至凌晨 1时是肝脏排毒的时间，肝脏会将血液内的废物分解和带走，如果肝火盛或没把握这段时间睡眠，让肝脏好好排毒，湿毒就会从皮肤发出来，形成更严重的暗疮问题。烟酒也会影响肝、肺机能，吸烟会影响肺，肺气交换不佳，会降低血液氧分含量和质量；喝酒会伤

肝，令肝脏有不必要的消耗。情绪不稳也容易引致暗疮，一个人的情绪紊乱，会令气血逆行，进而使脏腑有所损伤；愤怒的时候会伤及肝脏，令肝脏失去调节脾胃的功能，脾胃不能正常运作便会令体内的积热上升及向外排走；过度的伤心亦令脾胃受损，不能祛湿而形成湿热。而都市人工作繁重、压力大，精神紧张的时候亦会使肝气郁结、气血有所阻塞而引起暗疮。

　　所以肝、肺、肠胃都需要保养，要多进食有助排毒解毒、润肺养肝、益气解热的天然食物，例如无花果、苦瓜、大蒜等，养成健康稳定的生活习惯。当你的脏腑得到充足的血液和各种有益的营养以及足够的休息，肌肤才能白滑无痘。

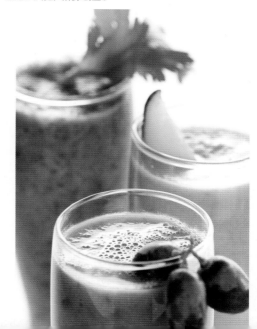

✤ 暗疮位置全解析 ✤

中医认为，暗疮长在面部不同位置，反映着五脏六腑的不同问题。中医学古籍《素问·刺热篇》就将五脏与面部相关部位划分为左颊主肝、右颊主肺、额头主心、下颌主肾、鼻主脾胃。例如下颌位置通常与五脏中的肾有关。中医认为肾属水，肾藏精，肾为先天之本，与生殖有关的内分泌皆与肾有关。假若暗疮集中生长在下颚部位，可能与肾功能欠佳和内分泌失调有关。

1. 下颌暗疮

下颌部位长暗疮代表肾虚和内分泌紊乱，尤其是女性生理期来临时，下颚位置常会因雌激素下降而生出暗疮。应在经期干净后的 3~7 日，多进食补肾调经的补品。

2. 右颊暗疮

暗疮集中在右颊，代表肺功能出现炎症现象，通常会有肺火上升、喉咙干燥、多咳多痰的情况。应尽量少吸烟，因为吸烟会使气管、支气管及肺部更不适，还应多进食清肺润燥的食物。

3. 额头暗疮

额头部位属于"心"，假若暗疮集中在额头部位，一般也是心火偏盛的表现。这类人往往容易发怒，难以心平气和，夜睡不安或做噩梦，舌头颜色较常呈现鲜红色。应尽量保持心平气和，多做简单运动或散步，舒缓压力，提升睡眠质量。

4. 鼻翼暗疮

鼻主脾胃，鼻翼常长暗疮，代表胃肠功能出现障碍，积滞化热，容易出现便秘问题。应减少进食刺激性、味浓、生冷的食物，多吃蔬果和喝温水，每天按摩腹部来帮助排出宿便，达到消积导滞、调补脾胃的效果。

5. 左颊暗疮

肝脏属于排毒器官，左颊长暗疮有可能是肝脏积毒或是肝火盛所致。每晚 11 时前要入睡，使身体进入休息状态，促进肝脏排毒。

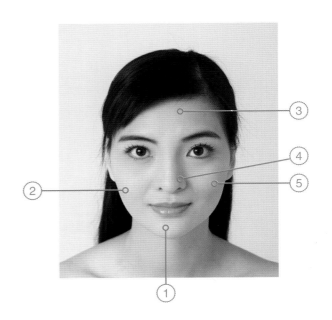

❀ 外在 · 深层清洁 · 消炎 ❀

亚洲女性的肌肤得天独厚，真皮层较紧实有弹性，虽然较不易老化，相对却容易出现黑色素沉淀的现象，而暗疮印也属于肌肤深层色素问题。当暗疮情况严重，反复发炎，真皮层最底层的细胞会被破坏，黑色素细胞因受到刺激而不受控制地释放大量黑色素，会令黑色素沉淀于真皮层内。即使皮肤不再发炎，也容易留下难以磨灭的暗疮印甚至凹洞。这些色素通常可随时间慢慢减退，但时间长短视皮肤细胞的新陈代谢情况而定。假若新陈代谢缓慢，再加上用错修护痘痘的方法，暗疮印和凹洞只会永久存在。

按季节选用正确的洁面泡

夏季天气湿热，在高温和闷热天气下，即使洗过脸之后，仍然感到皮肤上有一层滋润薄膜。由于气温上升会令肌肤的油脂分泌变得旺盛，令脸上的毛孔产生桑拿效应，快速地把肌肤中的汗水和油分逼出来。因此，洁面后留下的滋润感反而会成为肌肤的负担，更易令肌肤水油失衡、毛孔闭塞、引发暗疮。想令肌肤变得清爽，当踏入春夏季时就要把冬季时使用的滋润性洁面乳收起，转用去油力较强而 pH 值呈弱酸性的洁面泡或凝胶，因为泡泡能深入毛孔彻底洗走多余的油分，达到真正的抗菌和清洁作用。应避免使用油性或质地较重的护肤品，一些成分如牛油果油、椰子油、杏仁油及橄榄油等，不太适合有暗疮的人士。注意即使是油性肌肤，每天也不应洁面超过 3 次，不应用高温热水来洗脸，因为这样会将面部表面的油脂层洗掉，破坏水油平衡，适得其反。最适合洁面的是20~25℃的温水，温水水质与肌肤细胞中的水分很接近，能使面部毛细孔温和地打开，并且水分更容易渗透到肌肤内部，使肌肤更细嫩。

深层清洁

除了用错洁面泡，带妆入睡和头发遮挡也是女生最常犯的错误。若你没有彻底洁面，彩妆、油脂和死皮便会堵塞于毛孔内，这样不止会令毛孔变大，更会引起粉刺、黑头甚至暗疮。不清爽的发型或出油的头发也会污染面部肌肤，发际部位最容易藏污纳垢。当头发垂到面部，头发上的油脂或脏污很容易沾到脸上，偏偏很多人只关注面颊与额头的清洁。当发际部位清洁不够彻底，污垢残留在肌肤上会造成刺激，长久下去会使暗疮问题恶化。不妨使用发圈束起头发，露出整个面孔进行清洗。所以无论有没有化妆也应每

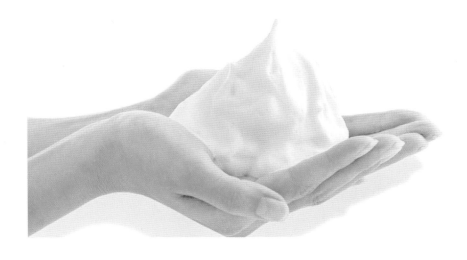

晚深层清洁，化了妆的更应使用含有促进细胞健康、去角质及消炎功效的卸妆护肤产品进行清洁，有助减少暗疮滋生和淡化暗疮印。

切忌用手指挤压暗疮，那样只会令细菌容易入侵，若挤压过度而弄伤真皮层，更会留下顽固印痕。也不要使用含酒精及任何刺激性化学成分的祛痘产品，因为那样只会令肌肤变得干燥，降低防御功能之余，又导致水油失衡，不能有效修护暗疮，还易引发恶性循环。使用暗疮膏后也应再涂抹保湿护肤品以补充水分及降低暗疮膏对肌肤的刺激，因为大部分暗疮膏都会令局部肌肤变干。维生素 A 酸（retinoid）、水杨酸（salicylic acid）、硫黄（sulfur）、间苯二酚（resorcinol）、过氧化苯酰（benzoyl peroxide）及茶树油（tea tree oil）等成分都有可能刺激肌肤，导致干燥、泛红、瘙痒，甚至更严重的不良反应。

保持肌肤清爽，预防油脂氧化和补水控油，再配合健康的生活习惯，例如避免吸烟、进食油炸或高糖食物、熬夜、情绪波动、压力等，才能预防暗疮。

❖ 暗疮疤逐个击破 ❖

大部分的暗疮都是由于肌肤分泌过多油脂阻碍皮脂腺出口，引起毛囊附近组织发炎及红肿造成的，所以暗疮性肌肤的表面较油腻，毛孔粗大，容易长出暗疮、黑头及粉刺。当暗疮情况严重时，皮肤反复发炎，会伤害真皮层甚至皮下组织，容易留下难以磨灭的暗疮疤痕。而不同类型的暗疮疤，也有不同处理方法：

红色暗疮疤：最常见的暗疮疤，是皮肤发炎后所造成的色素沉淀，常会形成褪不去的红色微血管扩张及红斑。这种暗疮疤可用低阶能量的脉冲光及染料脉冲光治疗，效果不错。

黑色暗疮疤：通常是由不当的挤压暗疮，导致肌肤发炎黯沉，造成表皮、真皮层的黑色素沉淀。这种暗疮疤能用果酸、植物酸、微晶磨皮、钻石磨皮及白瓷柔肤激光来治疗。

凹陷型暗疮疤：有明显凹陷及不规则的表面，一般直径较小，看来似粗大毛孔，但深度比一般的凹洞还深，所以比较难治疗。若是大面积的凹陷型暗疮疤，症状轻微时可选用焕肤、磨皮及净肤激光的方式来修复，若有局部单一凹洞则可用胶原蛋白或透明质酸注射来填补。

要避免出现暗疮疤，最有效的方法当然是保持皮肤干净。当面上长出暗疮粉刺时，千万不要挤它，这样只会刺激皮肤，扩大发炎范围。最好为发炎范围进行消炎工作。

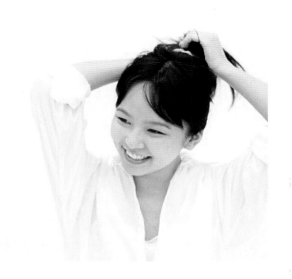

高效去除暗疮方案

✤ 痘痘急救术 ✤

1. 温和清洁

对于突然冒出的痘痘，温柔的清洁才是正确的应对方式。要避免使用清洁力强的磨砂类洁面产品，它们会刺激痘痘，结果得不偿失。这时，保证肌肤的水油平衡尤为重要，与其选择强力控油的产品，不如选择保湿性能优越的化妆水，通过补水来抑制油脂分泌是目前控油效果最好的手段。

2. 水杨酸摆平闭合性粉刺

闭合性粉刺是最让人头疼的一类粉刺，越是特殊场合越容易来捣乱。想要更快地"消灭"它们，可以选择热蒸、热敷等方法，帮助扩张毛孔。另外，局部涂抹含有水杨酸的轻微剥脱类保养品，能快速收干痘痘中没有排出的多余皮脂，让肌肤快速变平滑。

3. 茶树精油来急救

茶树精油有极佳的收敛、抗菌、消炎等功效，可快速舒缓镇静红肿发炎的痘痘。将茶树精油稀释后用化妆棉轻敷或者选择含有茶树精油的冻膜在睡前厚敷，次日就能感觉痘痘平复许多。

4. 医美项目去除痘痕

如果你的痘痘已经消退了很多，但是还是有明显的痘痕，那么媲美医学美容疗程的焕肤类产品就比较适合你。它们含有的医学美容成分配方能帮助你快速剥脱老废角质层，同时还能修复肌肤天然屏障，温和不刺激地让你的肌肤迅速新生。

· 果酸焕肤

适合症状：油脂分泌过盛导致的痘痘，由于青春痘造成的较浅的毛孔凹陷。

不同于日常家用的果酸护肤品，美容医院使用的果酸浓度一般在 20% 以上（家用果酸浓度一般低于 10%），它的原理是通过高浓度的果酸进行皮肤角质的剥离，使老化角质脱落，加快肌肤细胞的更新速度，从而刺激真皮层的弹性纤维增生。果酸焕肤对于油脂分泌过盛导致的痤疮和较浅的痘疤有比较好的疗效。一般果酸焕肤一次就能见效，一个完整的疗程一般要 8~10 次，每次治疗间隔 2~4 周。

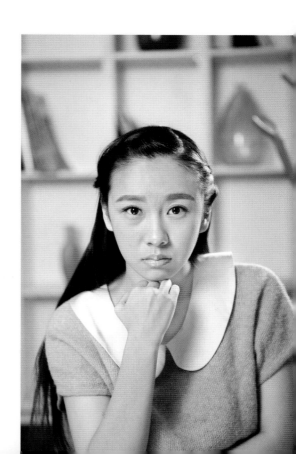

自制无痘面膜

敷面膜前的清洁工作非常重要，敷面膜时也不宜说话或做任何事情，应该让肌肤全面地放松，让面膜精华能渗透至肌肤深层。敷完面膜后，注意别让面膜残留于皮肤表层，宜用温水清洗最少三次。

冰凉消痘面膜

职场女性经常化妆，作息不定时，加上近年来空气质量变差，面部容易生暗疮。黄豆粉含天然皂素，能温和洗去脸上的污垢。薄荷含薄荷脑成分，能调理油脂分泌，消炎杀菌，减少粉刺和暗疮的滋生。

材料

黄豆粉 2 茶匙，薄荷叶数片，清水 100 毫升

使用方法

1. 将薄荷叶放于水中浸泡。
2. 将 2 茶匙薄荷叶水跟黄豆粉拌匀，均匀地涂在已清洁的脸上，敷 15 分钟后用温水清洗即可。

南瓜砂糖磨砂面膜

南瓜含丰富的维生素 A 和维生素 E，能滋润肌肤。砂糖的碎粒能去除肌肤表层死皮，达到平滑肌肤的效果。

材料

南瓜 1/4 个，白砂糖 1 汤匙

使用方法

1. 南瓜去皮去籽切小块，隔水蒸 15 分钟后，用汤匙捣成蓉，放凉备用。
2. 将砂糖跟南瓜蓉拌匀，均匀地涂在已清洁的脸上，敷 20 分钟后用温水清洗即可。

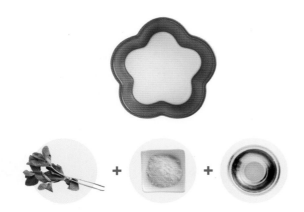

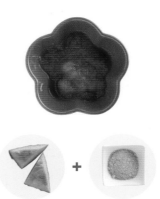

蜂蜜盐舒缓面膜

　　粗盐能帮助杀菌与消除角质层上的油垢。蜂蜜中的维生素 E 有助舒缓暗疮的发炎现象，具有消炎与修复肌肤的作用。

材料

蜂蜜 1 汤匙，粗盐 1 茶匙，温水 2 汤匙

使用方法

1. 将粗盐放入温水中拌匀溶化，以棉花棒蘸取盐水清洗暗疮，再按压约 2 分钟。
2. 用另一支干净的棉花棒蘸取蜂蜜，涂在已清洁过的暗疮上，待风干后清洗即可。

芦荟绿豆消炎面膜

　　芦荟好处很多，直接食用能够清肝火、通便、降血糖。芦荟还含有芦荟辛（aloecin），有杀菌、消毒作用，还具有镇静晒后肌肤的效果。而且，芦荟种在家里实用又方便。

材料

绿豆粉 1 汤匙，芦荟 1/3 片

使用方法

1. 芦荟削皮，刮出果肉后捣成蓉。
2. 将绿豆粉跟芦荟蓉拌匀，均匀地涂在已清洁的脸上，敷 20 分钟后用温水清洗即可。

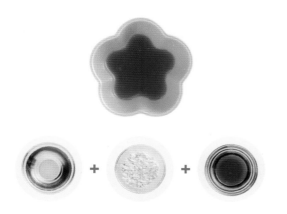

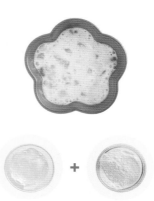

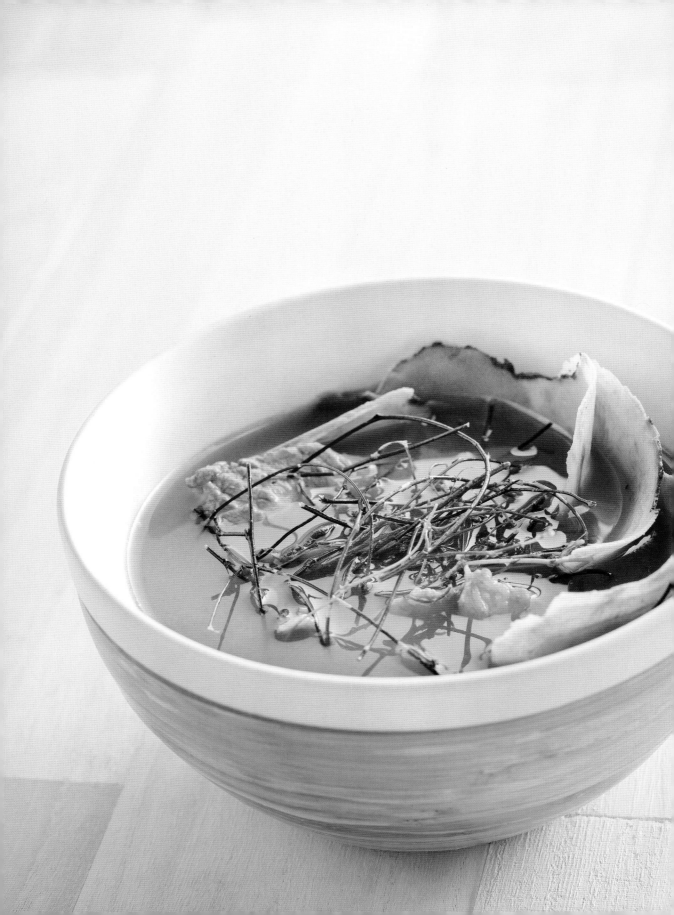

无痘肌食谱

鸡骨草土茯苓清肝汤

　　面部为"诸阳之会"。《灵枢·邪气脏腑病形篇》有云："十二经脉，三百六十五络，其血气皆上于面。"若气血不通，经络不畅，可令颜面失养。不少中药都有美容功效，例如土茯苓能利尿祛湿、清热解毒；鸡骨草可助清热祛湿、利肝祛黄，再配搭其他食材熬汤服用，对因肝毒体热而冒痘的人士，有显著的除痘美肌功效。

材料	
鸡骨草	37.5 克
土茯苓	37.5 克
蜜枣	2 枚
瘦肉	300 克
清水	8 杯

调味料	
盐	1 茶匙

做法
1. 所有材料洗净浸泡，沥干备用。
2. 瘦肉洗净，加入清水中氽烫去血水。
3. 锅中加入清水煮滚，放入全部材料，以大火煮 10 分钟，再转小火煮 1.5 小时，加入盐调味即可。

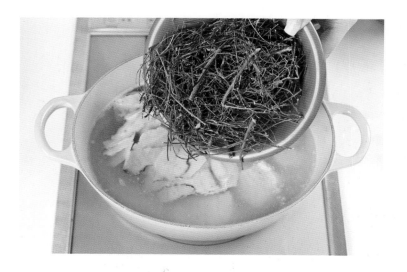

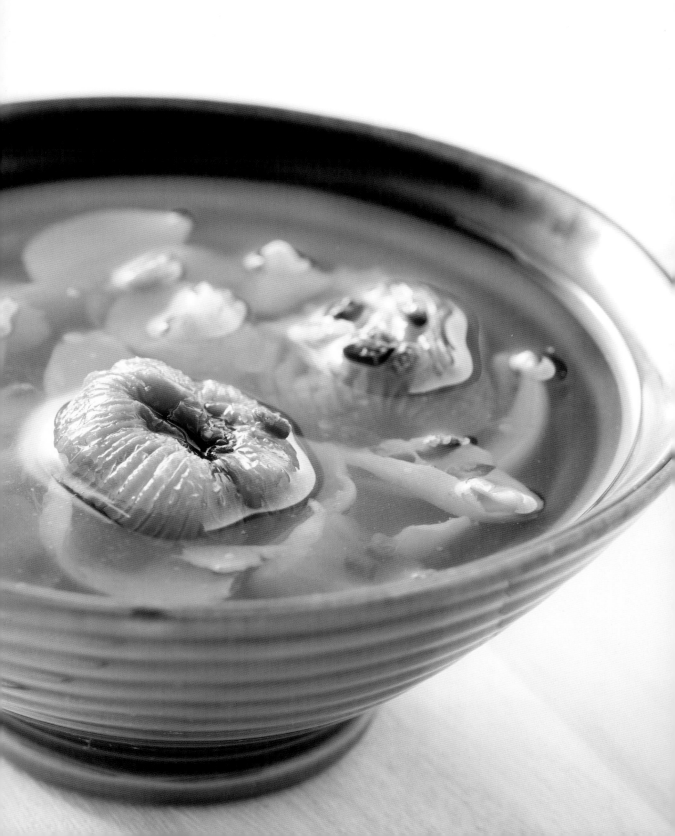

百合决明子茶

现代人长时间在冷气环境中工作，久坐不动易发胖，若加上大吃大喝，容易发生便秘，继而冒痘，此时可饮用"百合决明子茶"来润肠通便。百合润肤美颜，决明子通便。肠胃好，身体没毒素，自然能保持肌肤光滑。注意决明子不适合易腹泻者饮用。

材料		做法
百合	75 克	1. 所有材料洗净浸泡，沥干备用。
决明子	37.5 克	2. 锅中加入清水煮滚，放入全部材料，以大火煮 10 分钟，再转小火煮 45 分钟即可。
蜜枣	2 枚	
清水	8 杯	

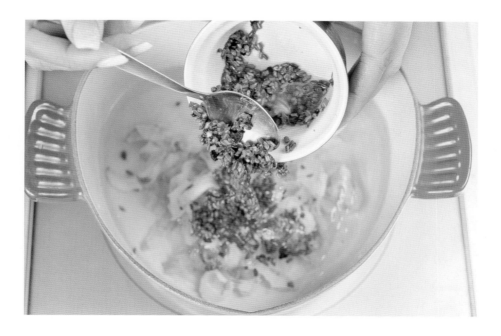

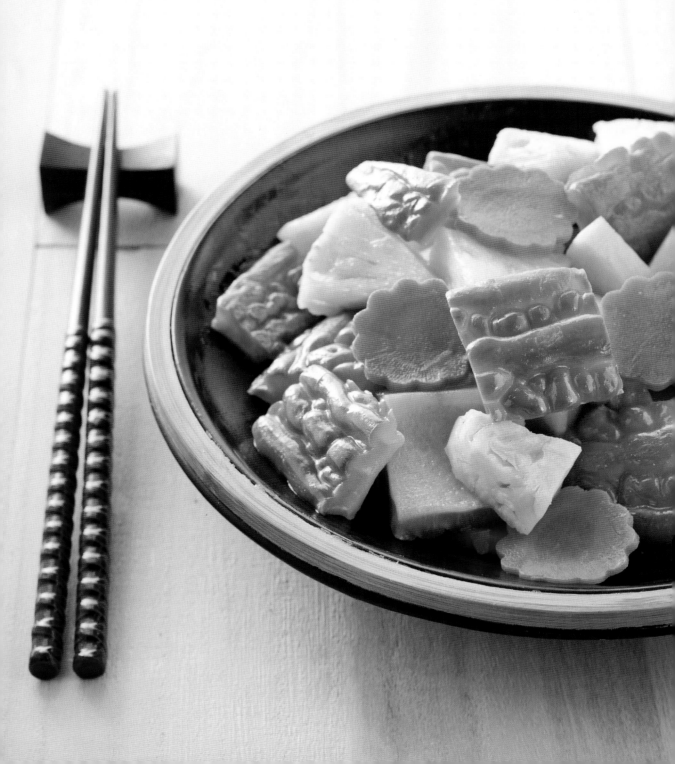

菠萝炒苦瓜

苦瓜具有消暑去热、解毒排毒的功效。不论是白玉苦瓜还是翠玉苦瓜，只要去除瓜瓤再用盐略腌，经过烹调，吃起来都很可口，只带些微甘苦味。苦瓜跟含丰富的蛋白酶、能促进蛋白质消化的菠萝同炒，润肠排毒功效翻倍，可减少因体内积毒而冒痘的问题。

材料	
苦瓜	1 根
菠萝	1/2 个
甘笋	1/2 根
清水	2 汤匙
葡萄籽油	1 汤匙

调味料	
白砂糖	1 茶匙
盐	2 茶匙

做法

1. 苦瓜洗净去瓤切片，加 1 茶匙盐腌 15 分钟，用水冲洗，沥干备用；菠萝去皮及钉，切小块；甘笋洗净去皮切片。

2. 锅烧热下葡萄籽油，中火爆香苦瓜及甘笋，加糖炒匀。

3. 加入清水及菠萝快炒 1 分钟，加入盐调味即可。

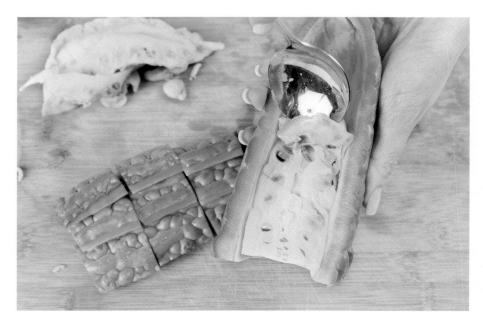

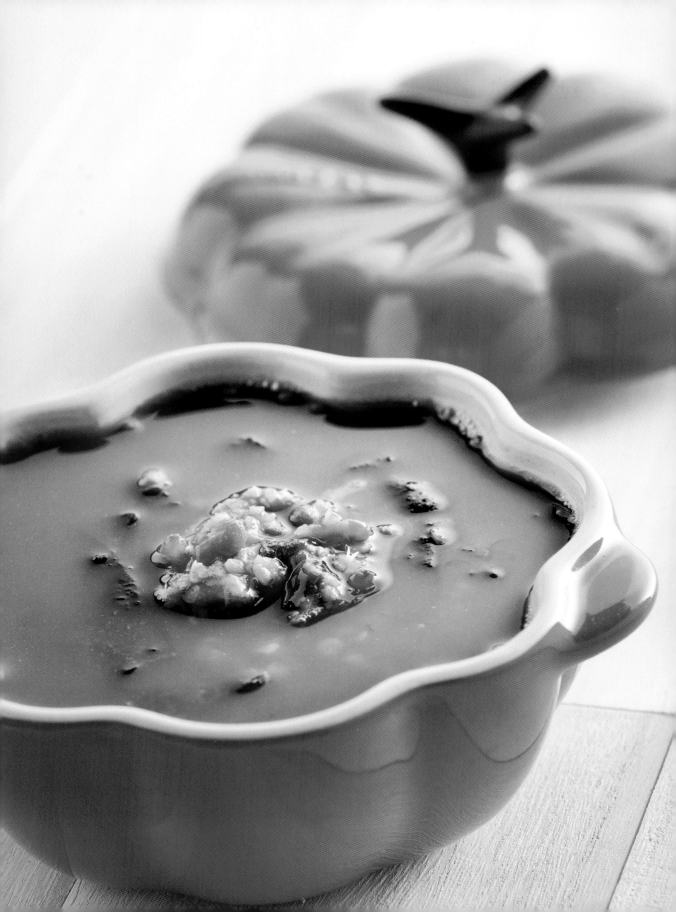

海带生地糖水

　　绿豆是一种便宜又好用的美肌圣品，不但可以煮食，磨成粉后还能用来洗脸，同时是很好的面膜材料。因油脂分泌旺盛或体内积毒多而产生的暗疮，可通过绿豆食疗来改善或淡化。绿豆具有消炎、排毒清热的作用，配合海带，能加强清热解毒效果。

材料	
干海带	37.5 克
生地	19 克
绿豆	75 克
陈皮	1 块
清水	2 杯

调味料	
冰糖	1 小块

做法

1. 海带浸软剪成小块；陈皮浸软去瓤；生地及绿豆洗净备用。

2. 锅中加入清水煮滚，放入全部材料，以大火煮 10 分钟，再转小火煮半小时，加入冰糖煮至冰糖溶化即可。

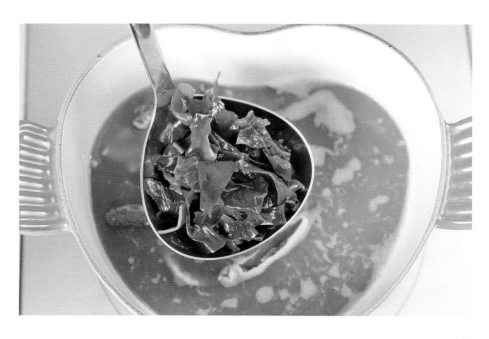

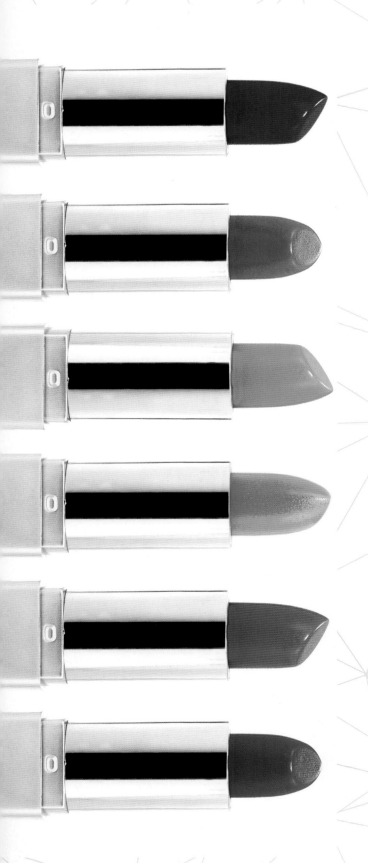

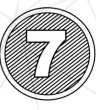

7

护理肌底　水嫩妆容

有人以为妆容要够浓、够亮才够突出，亦有人以为护肤品要涂得够多、够厚才够润。其实在空气污染日益严重的情况下，面部皮肤再接触过多护肤品或化妆品，皮肤负担反而会加重。想拥有年轻美肌，就要懂得选择，懂得使用最简单的护肤品和化妆品。

家中必备四款护肤品

现今的护肤品种类很多，有很多女性觉得护肤步骤繁复，不知该用哪些护肤品才好。其实，要想肌肤好，家中必须准备四款护肤品，每晚乖乖地涂好，再配合适当的美容疗程，便可令肌肤得到最基本的日常呵护。

精华素

很多人都不清楚精华素的实际用途，以为只是强过普通面霜而已。其实，精华素的分子比较细小，所含的活性成分较高，渗透力强，可渗透至肌肤底层，改善皮肤底层问题，这是面霜做不到的。

25 岁以下的年轻女生，精华素主要选用深层保湿功能的；25 岁以上的熟龄女生，就要依据个人肌肤的问题，如皱纹、色斑等，针对性地选用有抗皱、美白等功能的精华素来作深层肌肤修护，甚至细分日用和夜用的精华素都可以。目前，有些含特效或有机成分的精华素除可涂在面部、颈部之外，更可涂于眼部，适合讲求快捷护肤的女性。

眼霜

眼部皱纹最易暴露出熟龄女年龄的秘密。眼肌表面组织变干变薄，加上真皮层失去网状支撑力，眼部皱纹便会出现。严格来说，在 20 岁或更早的时候，细纹、眼袋出现之前，已可用清爽的眼霜"打好底子"。步入熟龄后，当然更要当心，一定不要涂非眼部用的护肤品。

涂抹眼霜时，我会将两粒绿豆般大小的眼霜沾在左右手的无名指上，然后均匀地互相摩擦使其变暖令皮肤易于吸收，先由眼头向眼尾轻轻点上后，再轻轻地一下一下地按摩涂抹。切勿用力过度，以免拉松眼肌，造成小皱纹。

提醒大家，眼霜的种类非常多，要先了解自己眼部的问题再去买，因为不适合自己或滋润过度的眼霜，容易令眼睑部位长出脂肪粒、粉刺般的小白颗粒或令眼肌出现问题。

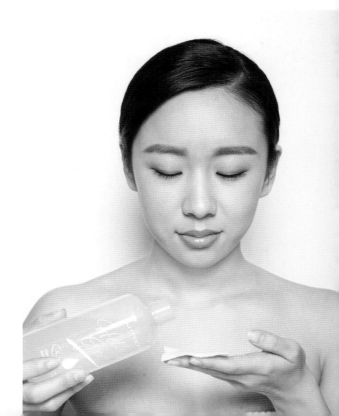

日霜

很多女生，早晚都用相同的面霜。年轻时，这样不会有问题，但对熟龄女来说，日霜、晚霜一定要分开。因为白天出门后，肌肤便要面对紫外线、空气污染等伤害，简单来说，日霜是为肌肤防御环境伤害的，所以大多数日霜有抗皱、紧肤、抗氧化、保湿及防晒功效，有的甚至有润色功效。

日霜能增强皮肤的保湿屏障，平衡皮肤水分，减慢皮肤衰老的速度。而市面上很多的日霜都提供SPF 15 的防晒功能，它能抵御一般上班族在日常上下班时所面对的 UVA 及 UVB 伤害。

日霜宜选择水溶性的，比较清爽的。日霜应先点涂在额头、面颊、鼻尖及下巴，然后用中指及无名指轻轻打圈涂在嘴唇周围；脸部按斜向外向上的方式涂抹；额头则可用双手手掌进行提拉涂抹。

晚霜

日间的皮肤多受环境影响呈紧张状态，夜间的皮肤状态放松，是肌肤修复的黄金时间，特别是晚上11 时至凌晨 5 时，这时候的细胞分裂速度比日间约快 8 倍。而肌肤在夜间比日间更容易流失水分，所以选用适合个人肤质的晚霜，能滋养肌肤，补充养分，防止水分流失，更有助肌肤修护自身在白天所受到的伤害，令肌肤恢复弹性。

通常来说，晚霜中的活性成分较高，营养成分较多，油脂含量也比较高。晚霜主要有六大功效，包括保湿、修护、美白、抗衰老、紧致及营养滋润。熟龄女性要注意，使用晚霜最好在洗澡之后，趁肌肤的血液循环正好，选用抗皱抗衰老的晚霜再配合按摩，加速晚霜的渗透，能令老化的肌肤得到最好的滋养，获得更好的抗皱成效。

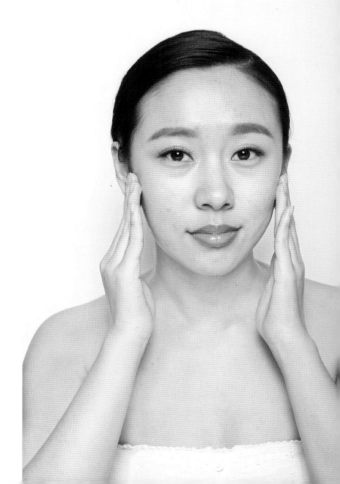

家中必备五款化妆品

很多女生都是不愿意化妆的。浓妆艳抹当然不必要，但我觉得化一个简单的裸妆，遮盖脸上的小瑕疵，能令面部轮廓立体，还是很有必要的。只需要五款化妆品就能化个裸妆，步骤简单，十分钟内就可以出门。

粉底液

要画出自然的裸妆，底妆一定要薄透自然。所以底妆不妨选用粉底液，整脸约用一元硬币的量就可以，色调不要选择比自己皮肤白的，要和颈部肤色相近。有些女生会用扁平的化妆刷或海绵上粉底，但我有时也会用指腹，因为指腹有温度，能让底妆更贴肤而且有光泽。上粉底时也要顺着皮肤的纹理，不要逆着涂，效果相对会比较自然。

遮瑕膏

要遮住脸上显眼的瑕疵，如黑眼圈、暗疮印、深色的色斑等，一定要靠遮瑕膏。

选购遮瑕膏时，应避免质地太过油腻或粗糙的，细致润泽质感的最好。至于色调方面，应选择比自己肤色稍微淡一点的，过白的色调涂上后看起来突兀，也会令瑕疵更显眼。大多数遮瑕膏是瓶装、管装或条状包装，使用时可用小的海绵或指腹沾涂，但不要涂得太厚。指腹的温度可增加遮瑕膏的贴肤效果，遮黑眼圈时记得力度要轻要慢，以免增加眼周的细纹。

蜜粉

有些女生皮肤好，外出直接扑上蜜粉，可令脸部不易泛油光，不过没有什么妆效。所以，最好是上完粉底后，再扑上蜜粉，这样做的好处是可以固定粉底，吸收脸上的油脂，令脸部看来精致粉嫩，也能令之后上的彩妆不易脱妆。蜜粉也有调整及修饰脸色的

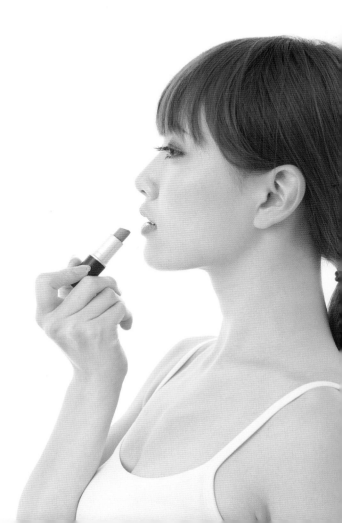

功效：脸色暗黄者，可用玫瑰红或亮粉红的蜜粉使肤色粉嫩；脸色苍白的，可用紫色或紫蓝色的蜜粉来增加明亮感。如果脸色较红或粉底上得偏红，则可利用黄色的蜜粉调和一下。

眉粉 / 眉笔

眉毛，绝对能影响脸形轮廓。但未必每人都有完美的"眉态"，所以，除了修眉，适当地画画眉，会令眼睛更有神，更能突出脸形轮廓。眉粉适合画眉新手。一般的眉粉，每盒都有由深至浅的眉毛色，颜色以深啡最自然，若眉色很淡才适合用黑色。最浅的颜色是用来画眉头的，中间的色调用来画眉峰，最深的颜色是用来画眉尾的，上好色后再用眉刷轻刷一下就

行。眉笔的线条比较硬，但效果较眉粉突出，用眉笔的话，我建议选用笔芯较软的，会较易掌握。

眼线笔

要令双眼有神，或者想让眼睛看起来比较深邃、比较圆，就要学好画眼线。有不少明星名模素颜上街，也摆脱不了一条眼线。要画眼线，可用眼线笔、眼线液或眼线膏，对初学者及要求快的女生来说，铅笔式的眼线笔会比较适合。画眼线时，阖上要画的那边眼睛，沿着睫毛根部从眼头画到眼尾便成。想要深邃的效果，就在眼尾画重一点；而想眼睛看来比较圆比较大，则可在瞳孔对应的上眼皮位置，把眼线画粗一些。

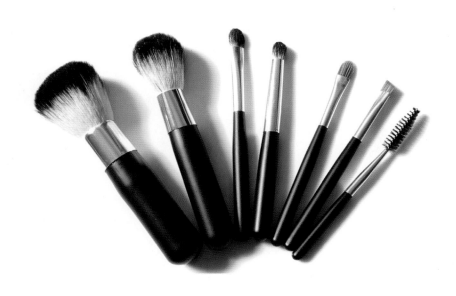

完全卸妆术

并非化了妆才要卸妆，涂了防晒产品、在高污染环境下工作等情况，也要进行类似卸妆的步骤，才能彻底清洁肌肤，所以卸妆绝不能马虎。就算回家再怎么疲倦，第一件事也要做好卸妆，若做得不好，阻塞了毛孔，涂什么也不吸收。特别是在炎夏，女士们多使用强效防水睫毛膏、不易脱妆的化妆品，稍有化妆品残留于肌肤上，痘痘、粉刺便会长出来。

卸眼唇部彩妆

卸眼妆是卸妆的第一个步骤。毕竟眼部肌肤较薄，故专为眼唇设计的卸妆液，大多性质较脸部卸妆品更温和。卸妆方法是先用适量专卸眼唇妆的卸妆液打湿化妆棉，轻敷在眼皮上一分钟，再配合棉棒，轻轻将睫毛液、眼影、眼线等由下而上抹去，降低导致眼肌下垂的机会。而卸唇妆同样要力道轻柔，就算是用了持久性唇膏，也不难卸除。

卸脸部彩妆

方法是先将卸妆产品倒在掌心，从脸颊开始慢慢按摩至额头，之后就是鼻翼、下巴，轻轻按摩约 3 分钟，用面巾纸稍微抹净脸上的卸妆产品，再用洁面乳清洗面部便可。如果当天化了浓妆，卸一次可能不够干净，就要重复一次卸妆步骤，让肌肤恢复干净。但记着勿过分卸妆，过度清洗会令角质层受损，造成面部肌肤失去自我保护能力，若导致面部红肿发炎就得不偿失了！

✿ 卸妆产品该怎么选？ ✿

市面上的卸妆产品琳琅满目，怎样挑选最好？一般在卸妆洁面后 10 分钟，脸颊依然清爽、不油腻而且不觉得干燥，那么你所用的卸妆及洁面产品就算合适了。熟龄的女性卸妆，我觉得用卸妆油或卸妆乳较合适，最好的选择当然是有机及天然成分的，既能彻底清除脸上残妆，又不容易伤害皮肤。

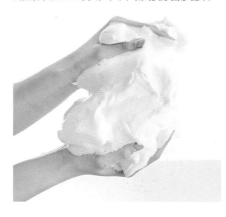

卸妆油

以天然植物油为成分的卸妆油为首选，它性质温和，不易刺激皮肤。卸妆油能将彩妆与污垢溶解，"以油卸油"，在用水洁面时乳化，让水分将油脂包住，把彩妆及脸上的污垢带走。冲洗时最好用 38℃ 左右的温水，才可彻底清洗干净；用冷水洗的话，许多油脂仍会残留在脸上。

卸妆乳

卸妆乳很适合卸淡妆使用，特别适合较敏感、脆弱和干燥的肌肤。使用时，取大约两个一元硬币分量的卸妆乳，在掌心轻搓后均匀地涂在脸上，以指腹按摩，按至彩妆浮出，用面巾纸抹去脸上的卸妆乳后，再用清水洗净便可。

减龄化妆技巧

步入熟龄，皮肤的胶原蛋白及弹性纤维流失，加上外在环境如紫外线等的影响，肌肤会出现松弛下垂。除了平日做好适当的肌肤护理，坚持健康饮食之外，把握一些化妆技巧，不只能令轮廓分明，也可遮盖面部的瑕疵。以下 10 个化妆小贴士，对于熟龄女性有减龄的效果。

1. 早上起来，若发现面部皮肤干燥，细纹明显，时间允许的话，就敷一个补水面膜，让面部皮肤吸收充足的水分再上粉底。但若时间匆忙，可用补水精华素轻按 2~3 分钟，稍等一会儿再上妆，可以改善皮肤干燥，令细纹减淡，也能令底妆服帖，肤质有饱满水润感。

2. 不要忽略眼角、鼻翼、嘴角等小位置，在这些位置涂粉底时，可用棉棒轻轻地遮盖小皱纹；另外若粉底涂得不均匀，也会影响脸色。

3. 底妆不要厚，尤其是在炎夏，可用啫喱质地且有防晒系数的粉底露，能让底妆显得透亮，人看起来也更年轻。

4. 要遮盖因色素沉积而出现的色斑、老年斑及雀斑等，应先涂遮瑕膏于这些斑点上，再用无名指轻轻按压晕开。

5. 熟龄女的眼肌较干燥，可先上滋润的眼霜打底，再涂水润、粉感较低的遮瑕膏来做黑眼圈的遮瑕，这样便可减少干纹的出现。

6. 眼部的细纹明显，不宜画细眼线，可以画粗的眼线转移视线，相对地细纹会看起来不那么显眼。

有眼袋的话，就不要涂有珠光效果的提亮霜，以免令眼袋看来更大更严重。

7. 从视觉上来说，过度修眉令眉形太细，会令眼睑看起来较浮肿，眼睛欠缺神采；而从潮流上来说，眉毛粗一点也更有时尚感。

8. 选择眼影时糖果色系可免则免，眼影色调以咖啡色为主，自然又适合亚洲人。用渐变咖啡色在眼窝打底，再画一条眼线，再轻抹一点深色眼影，已可营造双眼的轮廓。如果睫毛很少，可以种睫毛一了百了，不然使用假睫毛，也能增添神采。但我不建议刷下睫毛，因为极容易晕染造成"熊猫眼"，失礼人前。

9. 嘴唇出现密密的唇纹或起皮，都是干燥、衰老的象征。晚间宜涂上厚厚的滋润度高的修护唇霜；日间则可涂上有丰唇滋润效果的护唇霜，减淡唇纹，重现自然年轻的嘟嘟唇。

10. 腮红及唇妆色彩尽量淡一些。腮红用淡淡的色彩在苹果肌轻扫一下，画出好脸色。唇部宜用有丰唇功效的唇霜，带有浅粉红或粉橙的润色效果更佳。

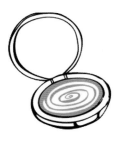

旅行时的护肤法则

我经常要出差，各地的天气差别大，要保持最佳状态很难；但皮肤转差，则可以光速发生，所以我会带着全副美容武装上阵，以应付机舱环境及外地变幻不定的气候变化。

机舱护理

很多人外出旅游时肌肤容易过敏，从踏上飞机那一刻开始，肌肤便开始受到考验！机舱内空气不流通、湿度低于20%，肌肤因水分被大量蒸发而缺水，造成面部油脂分泌失衡之余，肌肤也随之变得敏感脆弱；加上在飞机上睡眠不足，肌肤承受极大压力，可陆续出现浮肿、暗哑、泛红，甚至暗疮，整个人疲态尽现。因此，我从上飞机那一刻就做足保湿功夫，免得一下机，脸上都是干纹，还挂着一双浮肿眼袋。

保湿是抗敏之本

我会将由天然成分提炼而成的能量活肌水注入小喷壶放在手袋里，偶尔全脸喷一喷，让肌肤覆盖一层薄薄的水分，再轻拍面部让水分得以吸收，实时为肌肤补水，兼具舒缓抗敏作用，还可避免肌肉出现紧绷不适的感觉。活肌水的蔬果香味更有助缓和情绪，同时放松身心。

身处异地时，肌肤保养也不能忽视。由于外国很多地方早晚温差大，天气较干燥，空气亦可能较污浊，肌肤会因不能适应而变得敏感，又痒又红。最好的处理方法是下机当晚立刻敷补水面膜，片装面膜能及时补水，而且用完就扔掉，轻巧方便。

除了天气问题，旅行时肌肤敏感极有可能是用了不适合的护肤品。很多朋友爱带产品试用装出门，贪图轻便，但肌肤在外地已显得疲弱，若再使用不常用的产品，肌肤可能会变得更脆弱敏感，甚至出现脱皮过敏现象！所以我宁愿行李重，也会带上日常惯用的产品，减低肌肤的负担及出现敏感的风险。

急救有法

如果肌肤已出现敏感症状，可到当地超市买一小瓶冷压初榨椰子油。椰子油含50%的月桂酸成分，极易渗透基底，不会阻塞毛孔，并能强化肌肤细胞，令肌肤恢复平衡状态，并具有滋养修护作用。月桂酸有助抗菌抗敏，对舒缓肌肤感染、湿疹等很有好处。临睡前洗脸后，将椰子油涂抹于湿润的肌肤，再拿一条温热的湿毛巾敷面帮助吸收，然后按个人肤质需要涂上面霜。我去年秋冬常飞北京，涂了一晚椰子油后，第二天醒来时，肌肤已变得柔软滋润，重拾健康气息。

素颜减负担

我还有一个旅行防敏秘诀，就是尽量不化妆。尤其夏天容易出汗，脸上容易沾染灰尘，若再经常化妆很可能导致毛孔堵塞，引发毛囊炎。比如去北京参加签售会，我只在签售会当天化妆，其余时间都以素颜见人，庆幸网友都很喜欢我的素颜照。时刻保持干爽清洁，那么无论行程多累，肌肤的抵抗力也不易受影响。回港后我当然要立即做一个深层的面部滋补护理，为皮肤充一充电！

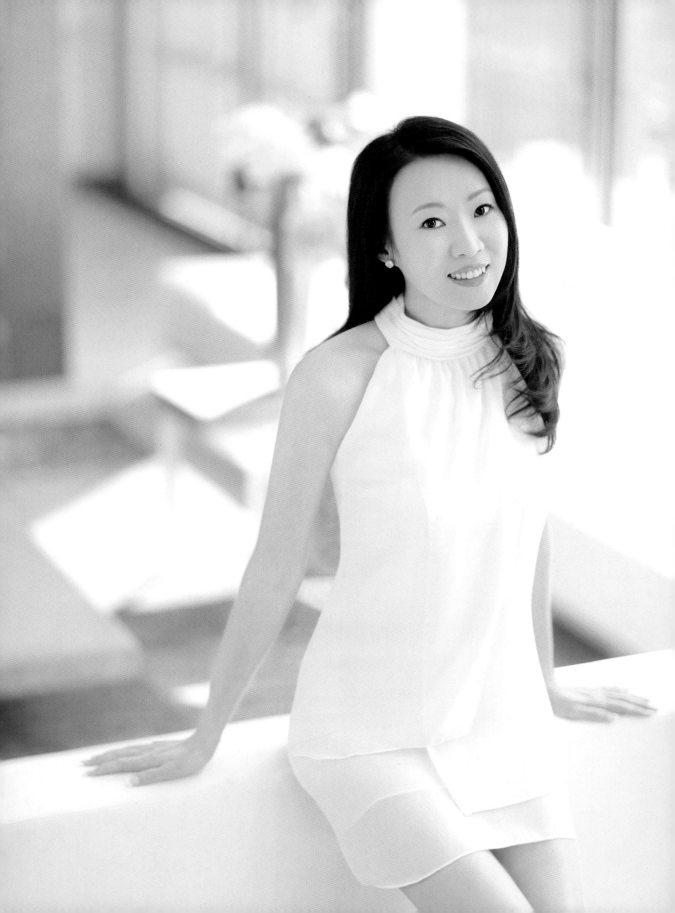

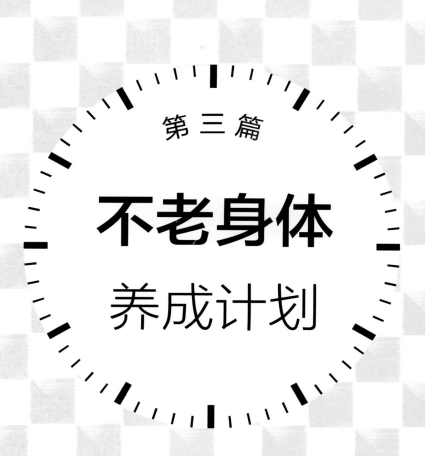

第三篇

不老身体
养成计划

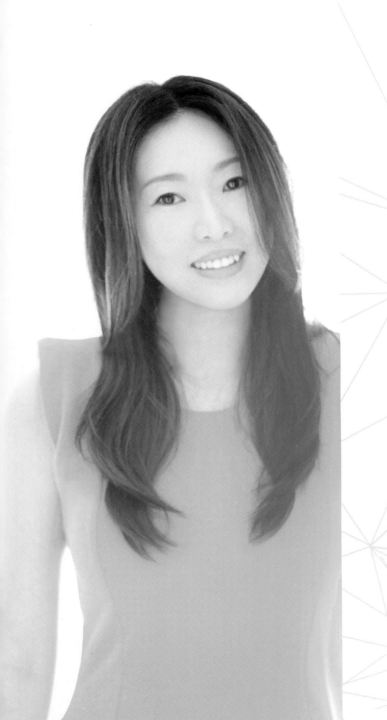

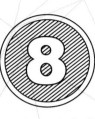

8 别让那些不起眼的部位暴露年龄

天下的女人都怕老。哪怕只是一条淡淡的细纹也能触动女士们的神经。医学美容及高科技仪器已经越来越受年轻女士的欢迎。然而要保持青春，除了勤加护肤，还要照顾头发、颈部等其他部位以及内在健康和心灵，追求身心灵的美丽，才能真正变美、变年轻。

美唇无死角

之前 ANGEL FACE 的广告，把我 20 年前的旧照跟今天的我作了比较，大部分人的反应都是："为什么会越来越年轻？"其实衣着、发型跟化妆我都在不断简化中。以前的我要穿套装、把头发盘起装成熟，而且爱以浓妆示人，粗眉粗眼线加烈焰红唇，比起实际年龄老了十多岁。现在的我则趋向简单自然，爱以 T 恤、短裤示人，头发自然地散下来，化妆更是越来越简单，涂上防晒品后，只薄薄地扑上粉，画眉，涂一点唇彩就可以了。有些女生卸妆后，嘴唇整个干掉了，变成黑色的了，有的则颜色苍白不漂亮，这是体质不好的表现。只有拥有天然红润的唇色、饱满的双唇，才能显得年轻。

有很多人忽略了保持嘴唇"不萎缩"的重要性，随着年龄的增长，嘴唇容易出现萎缩的情况，所以很早我便开始使用丰唇产品，保持嘴唇的饱满度。

❧ 唇部护理四部曲 ❧

做好每日护唇功课

每日睡前的护肤步骤中都不能忽略这一步：涂好厚厚的一层润唇产品。尤其对于习惯化唇妆的人来说，这个步骤格外重要。睡前护唇能给唇部肌肤足够的时间获得滋润和修护，让每个清晨的嘴唇都饱满柔润，犹如刚刚绽放的花瓣，不管化怎样的唇妆，都能获得最佳效果。

唇部去角质

1. 用热毛巾敷嘴唇 5 分钟，充分软化角质。

2. 用毛巾、软毛牙刷或专业的唇部去角质产品，轻柔地按摩并去除已经被软化的角质，并冲洗干净。

3. 去过角质的嘴唇会格外容易敏感干燥，最后一定要记得涂上润唇产品。

唇膜深度滋润

1. 每周使用一次唇膜。在使用膏状或片状唇膜的时候，剪一片保鲜膜来敷在唇膜上，深入渗透效果会更好。

2. 手边没有专门唇膜的话，厚厚的一层润唇膏甚至是滋润眼霜配合保鲜膜，都有不错的效果。

3. 柠檬、蜂蜜、VE 胶囊、牛奶，这些食物列在此处不是用来吃的，而是用来制作唇膜的。自制的唇膜，可以信手拈来，别有妙趣，值得一试。

月月长效美唇

对于繁忙的人来说，每月去美容院的时候做一个专门的护唇疗程，是对嘴唇必要的修整。尤其在重要约会之前，用花茶和精油做内外调理，从内而外，都为双唇调整好状态，可以让双唇红润充盈，即使不上唇妆也有好唇色。

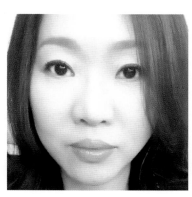

发丝健康，年轻十岁

中医认为："肾藏精，其华在发。"在五行中，肾主头发，如肾气虚弱，头发便无以为养，提早出现白发。过劳、睡眠质量差、脑力损耗、重金属侵害、压力大、经期或产后调理不当等会导致肾虚。脾脏主管消化与运输功能，食物进入人体，必须经过消化与运送，其中的营养才能被带到身体各处进行消化吸收，代谢的废物最终将被排出体外。脾虚会令消化与运送功能失调，继而因营养失衡而出现白发。此外，很多人只留意到为皮肤防晒，却忘记了重要的发丝，其实发丝同样会受紫外线的伤害。紫外线会令头发中的蛋白质、水分和颜色流失，长期在烈日下曝晒，头发会变得干黄、分叉、断裂。

除了基本的清洁，也应好好防晒和定期进行深层护理，多进食滋肝补肾的食材，让身体真正地从头到脚都健康年轻。

选用清爽保湿的护发品

夏天皮脂分泌旺盛，头皮容易变得油腻或起头屑，最好选用含控油及保湿成分的洗发产品，保持发丝清爽。可以每星期做一次发膜，洗发后抹干头发，然后涂上发膜，再用保鲜膜或毛巾包裹头发，等待20分钟后拆去保鲜膜，以指腹轻柔地按摩头皮，最后过水洗净。做发膜能促进头皮血液循环，保护发丝，降低发丝折断概率。

防晒保护

在头发上梳上少许发油，为发丝增加一层保护膜，能增加发丝光泽和减少紫外线对头发的伤害。想更简单直接，撑伞或戴帽子也不错。

游泳戴泳帽

海水中的盐晶会分解头发的微蛋白结构，而泳池中的氯化物会破坏头发组织。最好戴泳帽游泳，或在游泳前先用水龙头的水弄湿头发，让发丝吸水达到饱和状态，减少头发对盐分及氯化物的吸收。游泳后应立即洗头，再做焗油护理，修护头发的毛鳞片。

多吃营养食物

中医认为黑色食物能补肾，可多吃能益精养血的何首乌和补肝肾的黑芝麻，让头发显得亮丽。谷物、坚果、蔬果以及含丰富B族维生素的食物，有助维持代谢正常，改善头皮屑问题。

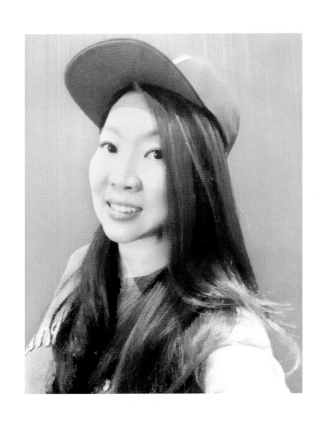

❧ 发现工程 ❧

好多时候收到网友留言，问我为何喜欢戴帽子出镜？我不是因为出镜而戴帽，而是几乎天天都戴帽子，因为我不喜欢自己整理头发，不喜欢吹头发，戴了帽子看上去头发不会扁扁的，人看上去又更高，为什么不戴呢？不过有些人戴帽子，是为了遮掩发际线后移或稀疏的问题。其实头发不健康也反映出你身体有问题。与其遮遮掩掩，不如花点心思靠食疗补身，配合天然洗发水跟护发素好好护理，养出一头乌黑秀发！

好多人只知道经常烫发及染发、使用化学定型水、压力大、遗传等会导致脱发，其实用错误的方法减肥，或过度节食而导致脾肾两虚的人，也特别容易有脱发现象。中医认为肾主头发，如果肾气虚弱，头发便无以为养，提早出现白发、脱发。脾脏主管消化与运输功能，食物进入人体，必须经过消化与运送，食物的营养才能被输送到身体各处进行代谢。脾虚会令消化与运送功能失调，继而因营养失衡而出现白发。

只要好好地调养，好好固好你的脾肾，头发自然浓密乌黑。中医学认为黑色食物能补肾，可多吃黑芝麻、黑豆、黑木耳、黑枣等。黑豆含胡萝卜素、B族维生素及蛋白质，有健脾补肾、补血、润泽肌肤、乌发等功效。也可多吃含丰富B族维生素又能强肾的海虾、核桃，能让头发亮丽。现代人饮食中很少添加中药材，不妨用何首乌煲汤。何首乌含铁量高，能调理脾肾，更有益精、补血、养血的效果，能让头发乌黑光亮，使面色红润，更能抗氧化，保持发丝水润，减少紫外线对发丝的伤害，避免头发干黄、分叉、断裂。

食疗之外再配合日常的保养和定期的护理，每星期做一次焗油，修护头发的毛鳞片；外出时撑伞及戴帽子，减少紫外线的伤害；避免使用化学定型水及护发剂等，对修护头发、减少脱发很有帮助。

我每星期会煲一次"乌发润肤汤"，用何首乌跟黑豆同煮，能黑发驻颜、保青春、润泽肌肤。如果没时间煲汤，我会喝一杯含有黑豆、黑芝麻、黑米、何首乌等黑色补肾成分的补黑粉饮品。补黑粉有补肾益精、强健筋骨、乌发生发的功效。

乌发润肤汤

材料	
何首乌	38 克
黑豆	75 克
瘦肉	150 克
盐	1 茶匙
姜	1 片
水	10 杯

做法

1. 何首乌、黑豆洗净，黑豆浸泡一晚备用；瘦肉洗净，切块，放入加有姜片的滚水汆烫去血水。

2. 锅中放入清水煮滚，加入所有材料，先用大火煮10分钟，再转小火煮1小时，加入盐调味后即可食用。

✤ 妙用椰子油改善受损秀发 ✤

以下是粉丝 Yumiwing 的护发心得，分享给大家参考。

自开始唐安麒宇宙饮食以来，从 Dr. Angel 身上学到很多健康及自然疗法的知识，其中包括认识了有机冷压初榨椰子油的好处。椰子油能促进代谢，还不会让脂肪囤积，有助瘦身，是"宇宙饮食"中的好油之选。此外，椰子油更能润肤、舒缓湿疹、卸妆等，下面我便跟大家分享用椰子油护发的体验。

近几年我的头发经过漂染后，发质变得非常差，就算把受损头发全部剪掉，由于平常经常染烫头发，发尾部分的损害一直没有好转，于是我尝试用椰子油去拯救那一把重伤的头发。方法很简单，在头发干燥的状态下，取出适量的椰子油，以此轻按头皮及发尾，然后戴上浴帽或用毛巾包裹头发，约 20 分钟后进行一般的洗发及护发程序便可。在天气冷的季节，椰子油在室温下会凝结成固体，这时只要用手心的热量就可把椰子油搓揉至融化。

一星期做一至两次椰子油护发，我的发尾受损情况得到明显改善。比较市面上的护发产品，椰子油成分天然没有添加任何化学物质，不怕加重头发的负担之余，还可滋润头皮，看看我使用后的效果就知道了吧！

有机冷压初榨椰子油的用途又多了一项！

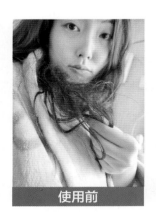
使用前

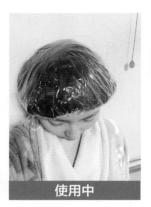
使用中

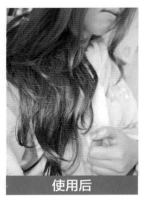
使用后

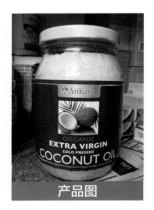
产品图

睛明法则：养出明亮双眸

现在有不少人沉迷于手机，刷微博及朋友圈，随时更新信息，这些都会让眼睛疲惫不堪。长期如此眼睛容易干涩、疲累无神，看远或近的东西都模模糊糊的，连眼袋都可能越来越明显！眼睛是灵魂之窗，双眼满布红血丝会让整个人看起来衰老、疲倦。不少人都想尽办法保养双眼。多涂可消肿、淡化色素的眼霜，靠化妆修饰遮瑕，甚至极端地通过手术抽除眼袋脂肪，这些方法的确能遮掩眼部问题，但要能治标又治本，就要多休息，再配合健康饮食。

分的代谢，肾气不足会使气血运行不畅顺，使水分滞留，如果长期有"熊猫眼"，有可能是肾虚所致。在日常饮食中，要多吃一些有活血化瘀、补肾益气功效的食物，如黑木耳、黑豆、银杏、莲子等，而芝麻、花生、黄豆、胡萝卜、鸡肝、猪肝等食物有助于补充维生素 A，亦有助消除黑眼圈。

赶走眼袋

眼袋的形成多因脾虚所致，因为人体的脾胃功能直接影响肌肉、脂肪的代谢，如营养、体液及脂肪代谢失衡，不单造成营养不均，代谢的失衡亦会减慢体内多余水分的排出，使其长期积聚在眼睛下方，使下眼睑皮肤出现松弛、肿胀。年龄增长、皮肤老化，或是经常拉动下眼睑佩戴隐形眼镜，也是眼袋的成因。想要改善眼袋问题，可多进食补气养血、健脾养胃的食材，如红枣、桂圆、菠菜、南瓜、山药、红薯等，亦可多摄取含优质蛋白质的食物，如豆类、坚果类、鸡蛋等，这些食物能为身体的细胞组织提供充足的营养，让肌肤恢复弹性。

摆脱"熊猫眼"

现代人常常晚睡，容易有"熊猫眼"。眼部周围的皮肤是人体中最薄的，厚度只有 0.6 毫米，若睡眠不足或长期压力大，血液循环减慢，血液在眼部滞留，其皮肤表皮下层的静脉会呈现蓝黑色，也就是我们所说的黑眼圈。从中医角度来看，肾负责体内水

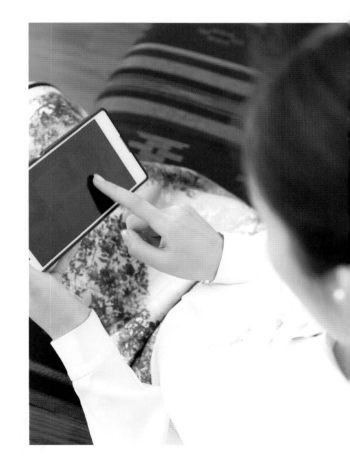

拯救眼纹

眼部肌肤很薄，因此眼周部位比其他部位更容易出现细纹、干纹。要想避免眼纹出现，除了正确地使用眼霜，还要从日常生活习惯下手。要尽量避免熬夜、眯眼等不良习惯，此外，一些食物也能帮助你呵护眼周肌肤，将细纹挡在门外。

1. 增强眼睛抵抗力

深海鱼类含有能修补视网膜细胞、神经细胞的DHA，可以改善用眼过度引起的眼部疲劳，眯眼的频率降低了，自然降低了眼纹出现的概率。如果平时的食谱中不方便加入深海鱼类，也可以用鱼油来代替。而叶黄素、花青素则有相当好的护眼效果，可以促进眼部血液微循环、维持正常眼压，每日都要对着电脑奋斗的办公室女性最好能经常补充，而富含花青素的蓝莓便是最好的美眼食物。

2. 肌肤从里润出来

肌肤自身留不住水分时，整脸上最薄的眼周肌肤的反应自然会最为明显，干纹会层出不穷。同时摄取维生素 A 和维生素 E 能很好地维持肌肤黏膜层的完整性，防止肌肤干燥与粗糙。我们可以通过在餐桌上增加胡萝卜来达到补充维生素 A 的目的，胡萝卜所含的 β－胡萝卜素进入人体后，会转化成维生素 A，而且 β－胡萝卜素对于眼睛的健康也很有裨益。

✤ 眼部护肤品该怎么用？ ✤

不能依赖脸部肤质挑选眼霜

眼周肌肤常会因为"疏于保养"、"熬夜"或用眼过度而比脸部的肌肤更为脆弱干燥，这也是为什么第一道纹路总会出现在眼周的原因。基本上熟龄女的眼周大多偏干，所以眼霜的滋润度一定要够，再依据需求挑选合适的眼霜。

抗皱眼膜什么时候用？

眼膜不像面膜那么主流，有使用眼膜习惯的人要远小于面膜。但是在出席重要场合时，眼膜的救急作用相当明显，能速效化解眼纹危机。眼膜最好用在化妆水、精华液之后，乳霜之前。现今市面上较为有效的抗皱眼膜通常使用了纯维生素 A，适合晚间使用。如果想晨间使用，敷完眼膜后一定要涂上防晒产品。

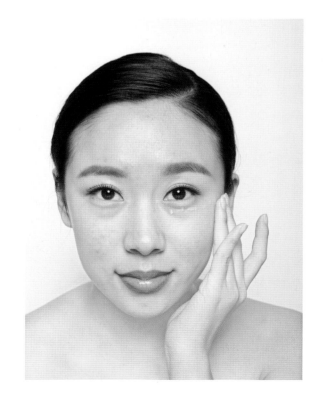

眼霜分龄涂法

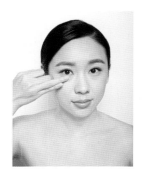

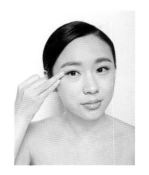

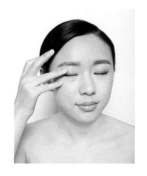

青春眸：重点在安抚细纹

这个时段的眼部困扰大都来自情绪和压力，还有外部环境影响。涂抹眼部产品时，要采用从眼头至眼尾轻轻推开的方式。

轻熟眸：提拉最重要

这时候，眼周开始出现永久性松弛纹，涂抹产品时需要注重提拉。建议从太阳穴处逆纹按摩，力度一定要非常轻柔，意在使眼部产品充分吸收。

熟女眸：加强眉周肌力

这是荷尔蒙流失、皱纹、眼周凹陷、眼角下垂等种种问题频出的时期，要加倍呵护眼周，才能养出不老童颜。可在原有按摩的基础上，再多加一圈对眉毛处的按摩。

护眼操

1. 眼球向右看，保持数秒，再回到正中位置。

2. 眼球向左看，保持数秒，再回到正中位置。

3. 眼球向上看，保持数秒，再回到正中位置。

4. 眼球向下看，保持数秒，再回到正中位置。轻闭双眼，用干净的温毛巾敷眼休息 5 分钟。

眼部按摩

洗脸时，可沿顺时针方向给双眼打圈按摩，可促进眼部的血液循环。洗脸后，用双手食指、中指、无名指分别在上眼皮、眼头、鼻梁间软骨及脸颊位置轻轻按压，重复十次，然后用无名指沿上眼皮从眼头轻扫至眼角，再沿下眼皮从眼头轻扫至眼角，重复十次。按摩时配合高渗透力及含亮眼成分（如维生素 A、维生素 C 及大豆成分）的眼部精华或眼霜效果更佳。也可以使用金属按摩头的眼部按摩产品，其冰凉触感可放松眼部肌肤及消除双眼浮肿。

冷热交替去除黑眼圈

黑眼圈形成的主因是眼周血液循环不畅，可通过反复交替的热敷、冷敷来改善。最好每天睡觉前用热毛巾热敷眼睛 15 分钟，让热气促进血液流通，5 分钟后再改用冰毛巾冷敷，帮助血管收缩，消除浮肿，同时为眼睛减压。使用时需注意热毛巾的温度不可过高，以免烫伤。除了毛巾，也可将绿茶包放在冰箱冷藏一会儿，拿出来敷在眼睛上 20 分钟，黑眼圈可得到缓解。

油走牙垢

无论肤质保持得多好、妆化得多细致，若笑起来就露出灰黄的牙齿，印象分顿时大打折扣！抽烟、喝咖啡、喝浓茶等习惯，均会损耗牙齿。很多网友问我怎样保持一副亮白整齐的牙齿，我的秘诀就是每天用好油漱口。

口腔是细菌大本营，以往我擦牙后会用含酒精的漱口水漱口，但自从墨尔本大学口腔医学副教授麦克劳在《澳洲牙科医学期刊》中指出，含酒精的漱口水中的乙醇会让致癌物更容易渗入口腔组织，增加罹患口腔癌的风险，我就停用漱口水，改用流传自古印度自然疗法的油拔法（oil pulling）。

油拔法能帮助洁齿，方法很简单，每天早上起来，空腹（不喝水、不吃东西）、不要刷牙或漱口，把1汤匙好油含在口中，慢慢漱口，待好油在口腔中打滚15~20分钟再吐出来，这时油已经变成很稀的奶白状。然后用加了少许海盐的温水漱口，接着便可以刷牙。其洁齿原理是：油的附着性高，比水更易充斥口腔牙齿、牙龈与黏膜，同时细菌具亲油性，油比水更易将细菌融于其中，从而降低口腔微生物的数量。我试用两星期后，牙齿明显变白、牙石软化，不用洗牙也能轻松把牙石刷掉。此方法还有助治疗牙齿松和牙龈流血。

不过我有朋友觉得将油含在口腔不太习惯，坚持不到三分钟就忍不住要吐出来。我建议选用油味较轻的冷压椰子油，除了带阵阵椰香，爱尔兰大学的研究还显示，使用椰子油作油拔法最有效。因为椰子油可杀灭链球菌，对口腔清洁及健康更为有益，但必须是有机、冷压、非漂白、非精制的椰子油。

还有研究指出油拔法能排毒治病。医学博士Karach（卡拉奇）在乌克兰的一个医学会议上指出，油拔法能刺激舌头上的穴位，影响身体不同的反射区，有利疏通经络，激活气脉运行，排出毒素，治病保健。在中医的经络学和生物的全息理论中，刺激穴道确实可排解毒素、舒缓痛症。印度养生大师狄巴克乔布拉医生亦曾在其著作中叙述："现代人生活紧张、忙碌、味觉迟钝、食不知味，油拔法不但可以重新恢复味蕾原有的敏锐度，还能释出唾液、泪水和鼻水的毒素。"

我追随自然疗法多年，身体早已保持"无毒畅通"，所以我做油拔法后没有特别感受到它的降血糖、除暗疮等功效。不过有研究指出，体内积存毒素者及慢性病患者使用初期或会出现身体排毒的好转反应，如头痛、胃痛、暗疮、伤风等，持续使用油漱口，症状会慢慢消失。反正油拔法不需要吃药，没有副作用，尝试一下这种无害的古老方法也不错。

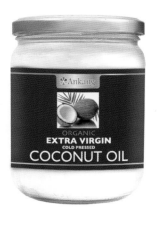

别被双手出卖年龄！

秋冬天气干燥，女士们都会赶紧为面部补水锁水，保住一张白滑脸庞。不过在照顾脸时，也要记得护理双手，因为一双手是否干净整洁、是否白滑，能直接反映一个人的性格与年龄。假若双手干得爆裂、积聚死皮，谁看了也不舒服。

✿ 三步还原幼滑双手 ✿

手背上只有很少的皮脂腺，这里的皮肤比脸颊的皮肤还薄，加上天气干燥、经常使用含消毒杀菌成分的洗手液洗手，会进一步令双手皮肤缺水缺油，变得粗糙干燥，甚至脱皮。因此，每天简单润手，每星期做深层护肤，深度滋润护手，才能让双手肌肤娇嫩。

第一步 洁净肌肤

双手最易接触细菌，冬天很多人洗手后会感到肌肤紧绷，这全因他们习惯天气寒冷时就直接用热水洗手，结果破坏了双手皮肤的皮脂膜，将双手皮肤的水分也一并洗走了。应使用低敏及不含苯甲酸脂、丙二醇、邻苯二甲酸盐、矿物油等化学成分的洗手液，能彻底洗净污垢，却不会带走肌肤水分。再配合20~25℃的温水洗手，能在肌肤表面形成保湿层，避免因洗手频密而出现皮肤干燥的情况。洗手时要保持力度轻柔，避免大力拉扯。洗手后也不能任双手自然风干，应以干净柔软的毛巾抹干，因为在干燥的空气中，双手皮肤内的水分，会伴随未抹干的水分一起蒸发。

第二步 修护双手

要好好护理手部，起码一星期做一次磨砂、去死皮，这样皮肤才能更好地吸收润手精华。洗手后可先用热毛巾敷手约30秒以软化角质，然后将5毫升橄榄油加一匙砂糖，调和均匀后涂在双手和甲边，特别是手指关节位置，轻轻按摩2~3分钟，再用热毛巾热敷双手1分钟，然后将砂糖及橄榄油抹去。磨砂时要注意手部是否有伤口，有伤口的话最好先暂停磨砂，避免刺激伤口。

第三步 精华滋润

磨砂结束后，应在手背厚厚地涂上润手精华；再用棉花球蘸取指甲精华油，均匀地涂在甲边和指甲，用大拇指打圈轻按每根手指，促进指甲周围的血液循环，保持指甲亮泽健康；然后套上手套，让营养集中地导入肌底层。临睡前和每次洗手后都应涂抹润手霜，这样才能好好保护双手。

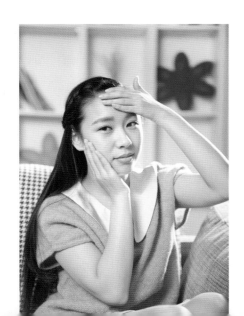

✤ 居家美手方案 ✤

除了选择美容院的专业美手疗程，平时在家中对手的养护也是一刻都不可疏忽的。以下诸多方面的提示，相信可以帮助你拥有让人猜不出年龄的双手。

想在时间前面

花在护手上的时间应该有多少，该怎么花？每个人都有不同的方案，但它们应该有一个共同点，就是想在时间前面。不要等到皮肤已经皲裂才急急忙忙去柜台挑选护手霜，不要等到和爱人牵手过后才为不完美的手部皮肤感到不安，即使在没有特殊场合的日子里，也应每周做一次护手疗程，春夏早晚各一次、秋冬每四小时涂一次护手霜。

聪明洗手

在干燥的季节里不要过多洗手。洗手液总是比香皂要好，为了确保卫生，含有滋润成分的干洗液或消毒纸巾也是你的好帮手。每次用水洗手后，都应该补擦护手霜。

找到适合你的护手霜

适当含量的乳果木油（shea butter）可以保证护手产品完好地锁住皮肤中的水分。同样，其他天然的油脂成分，如鳄梨油、葵花籽油和椰子油等，都有来自自然的保湿和治愈效果。添加了花草精油的护手霜不仅有怡人的香味，滋润效果亦不凡，比如玫瑰精油的滋润美白效果就很出色。

合理去角质

平时对付角质问题很简单，只要在热水泡澡或淋浴之后，用热毛巾轻轻按摩手上角质容易堆积的部位，如指甲周边即可，必要时还可用美甲工具推开和剪去多余角质，最后涂上护手霜即可。一般可以每周做一次去角质护理，如果没有手部专用的去角质产品，用脸部产品也可以。

远离倒刺烦恼

手上有倒刺，千万不要鲁莽地去撕，这样不但不能减轻倒刺，反而可能引起发炎，让指甲周围的皮肤状况恶化。除了去美容院做专业护理之外，如果倒刺的生长过于恼人，可以尝试用小剪子沿边缘小心地将其剪下，或用轻柔的热敷使其软化脱落。平时注意对甲周的滋润以及补充 B 族维生素，这些都是防止倒刺产生的有效手段。

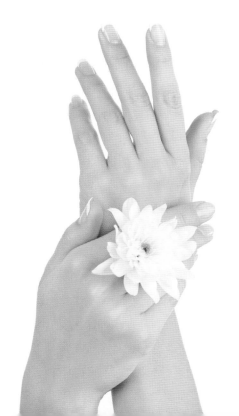

手部也需要防晒

手部的防晒比我们通常想象的更重要。脸上的雀斑还可解读为青春俏皮，但如果手上出现斑点，那么它的象征就只能有一个，那就是衰老。即使没有出现斑点，肤色黑黄的双手也绝对和美观不搭界，更不要说紫外线对皮肤衰老的贡献了。对于生活在阳光充足地区或户外活动较多的人来说，每天早上在完成面部和身体防晒程序的同时，要记得为双手也涂好足量的防晒霜。

远离"鼠标手"

办公一族终日与电脑为伍，除了会有颈部不适，"鼠标手也是一大困扰"。符合人体工学的鼠标和键盘能减少手的局部角质堆积的机会，更能确保手腕和手指的骨骼软组织健康。此外，其他经常在手头使用的工具如果会造成双手的磨损和不适，也应该对其作出相应调整。

常做自我按摩

平时可以随时做"左右互搏"的自我手部按摩，方法十分简单，力道也更容易掌握。用一只手的手背对另一只手的手背做环形的按摩，能促进血液循环，令双手温暖起来，配合护手霜，效果更好。借用精油或乳霜的润滑作用，从手指根部拉伸每一根手指并按摩指节，不仅对保持手指的形状和促进皮肤的滋润有帮助，还能通过手的灵活动作激活末端循环，令人神清气爽。

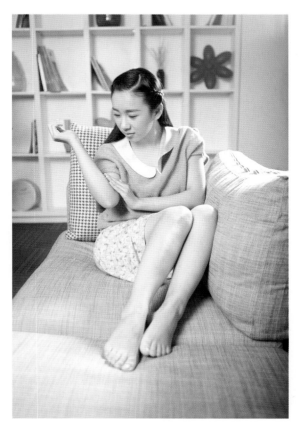

养出水嫩双足

在全身的护理上，最容易被忽视的就是足部的护理了。很多女孩子会花很多时间和精力去护肤、护发、护手，却唯独忽略了足部。其实，双足会泄露出不少个人信息，一双水嫩的玉足不只能为形象加分，更是健康的表现。然而，现实是，我们的双足往往不那么完美，穿高跟鞋、日晒等更是让双足"很受伤"。要想拥有人人羡慕的水嫩美足，就要在平时做好护足功课，像呵护双手一样保护双足。

泡脚

泡脚是一种古老又时尚的养生法，也是美化双脚不可缺少的第一步。这一步看似简单，其实是有不少讲究的。首先，为了能让整个足部都受到足够关照，泡脚的水应该没过脚踝，以到小腿下方为佳。其次，水温应保持在 45~50℃ 之间，这样的温度能让血液充分循环，体感舒适，而过高的温度则容易让肌肤变干和变脆弱。泡脚的时间应该保持在 30~45 分钟，期间可以通过添加热水来保持水温，但尽量不要泡到水变凉。

洗脚

泡脚的目的是促进血液循环，为健康加分；而洗脚则是为了去除角质、美化双足。平时可以将泡脚和洗脚结合起来进行。在开始泡脚的时候，就可以在水中加入浴盐和精油。不同的浴盐和精油可以满足不同的需求：薰衣草精油特别适合脚上有疤痕的人使用，还有安神助眠的效果；柠檬精油可以美白，并能够提神；海盐能够消毒杀菌，适合脚部有慢性炎症和微小伤口的情况。泡脚超过 20 分钟后，可以加入起泡的沐浴产品，再用一把软毛刷轻轻刷洗双脚，尤其是容易存留污垢的趾甲边缘、趾缝和足跟等部位，要重点洗净，让污垢、细菌和死皮无处可藏。

磨脚底板

足底的死皮和茧子常常带来尴尬；而脚掌上的茧子一旦厚到一定程度，会压迫脚底神经，穿高跟鞋的时候尤其痛苦，所以定期磨脚底，去除死皮是美足的重要任务。磨脚底板的工具有很多选择，从最传统的磨脚石，到现代的磨砂板，还有力道比较温柔的丝瓜络或猪鬃刷。想要它们发挥最大的功效，一定要确保泡脚 20 分钟以上，水温保持在 45℃ 左右，否则在角质没有足够软化之前强行去死皮，容易误伤到健康的肌肤。

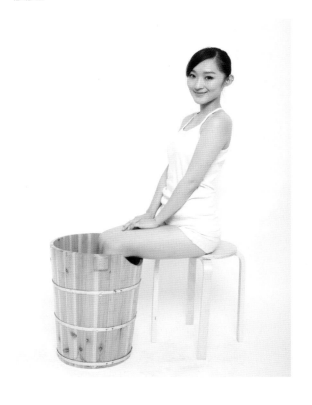

全脚去角质

除了脚底的死皮，脚上其他部位的角质也需要细心地去除。尤其是脚趾和趾甲边缘，会在走路的过程中和鞋子的挤压下，不断地产生越来越厚的角质，让肌肤看起来泛黄，没有光泽，还会侵占甲床，影响美观。对于脚趾上的角质，可以在洗净双脚后先用磨脚砂板简单地打磨。对于趾甲四周比较细小部位的死皮，要先用推棒小心地推起，再用修剪死皮专用的剪子剪掉。需要注意的是，修剪的尺度不宜太深，否则容易引发感染，过度修剪还会令死皮生长的速度变快。脚面和脚踝部位可以像身体其他部位去角质一样，用磨砂膏按摩后洗净。

美白润足

全脚去角质之后，用柔软的毛巾将两脚擦干。在进行下一步的护理之前，一定要先为双脚涂上一层有滋润作用的乳霜，在夏天，还可以选用有美白功效的乳液。因为刚刚在热水中浸泡，又去除了角质的肌肤此时格外脆弱，短短的几分钟内就会变得十分干燥，而如果及时滋润，这几分钟又是足部肌肤吸收营养的最佳时期，所以千万不要错过。

修剪趾甲

在初步的美白滋润完成之后，就可以修剪趾甲了。泡脚过后被软化的趾甲剪起来会格外轻松，需要注意的是去角质之后的甲床会比平时稍长一些，修剪趾甲的时候要避免剪得太深。修剪过后可以在趾甲上涂好养护用的趾甲精华产品。即使不涂甲油，修剪整齐的趾甲配上漂亮的足部肌肤，也十分好看。

按摩

在做完基础的清洁养护工作之后，为自己的双脚做一次按摩可以更好地放松身心。按摩的重点是足底和足内侧。按摩足底时，手指弯曲成空拳，拇指在食指之上，用感觉舒适的力度，直接从足趾根向足跟部旋转按压 3~5 分钟。按摩足内侧时可用与足底相同的手法和力度，从大脚趾内侧至足跟内侧直刮或旋转按摩 3~5 分钟至有发热感。最后用手掌握住全部脚趾，使脚趾做屈伸及左右旋转的被动活动。两只脚可先后或交替按摩，长久坚持，不仅可以让双脚的骨骼、肌肉和肌肤看上去更美观，对身体健康也大有帮助。

足膜

除了上面的护足功课，对于追求完美的人来说，足膜也是必不可少的护足秘密武器。如果没有专门的足膜，也可以自己动手。最简单的方法就是涂上厚厚的一层护肤品，根据不同需要，选择有滋润、抗衰、紧致或美白功效的乳霜，然后穿透气棉袜入睡，第二天醒来，保养成分全面渗透，足部肌肤会变得光滑柔嫩。由于足部需要充分的通风透气，避免病菌滋生，因此一定要选择天然材质且透气的袜套，不要为了效果更显著而用保鲜膜包裹。

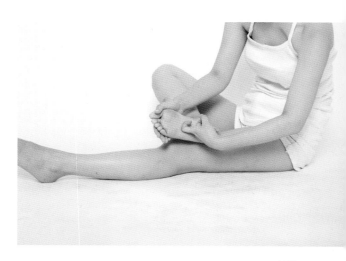

☘ 扫除足部问题，养成水嫩足 ☘

足跟龟裂应该怎样解决？

造成足跟龟裂的原因主要有两个：一个是干燥，另一个是角质过度发达，解决问题之前先搞清楚主因是什么。

如果龟裂还伴有疼痛干痒，龟裂处容易发炎，或可见泛红，那干燥就是罪魁祸首。这种情况下一定要选用有修复消炎效果的乳霜，早晚使用，让足跟肌肤得到充分的滋养才能见效。如果龟裂伴随皮屑，没有特别明显的不适感觉，那往往是角质增生惹的祸。在这种情况下，应该选用磨砂等物理手段，或化学去角质，将多余的死皮去除，再做好润肤工作，防止角质因脆弱而再度干裂。如果角质问题反复出现，可以去医院做一次真菌检测，一些久去不掉的角质实质是脚气引起的皮层增厚反应。

被鞋子磨破的伤疤日积月累，脚上斑驳一片，该怎么办？

首先要防患于未然，在穿新鞋之前，可以先在容易磨脚的部位贴上创可贴。对于已经形成的疤痕，一定要避免二次受损，否则皮肤组织受损过于严重之后疤痕很难消除。消除疤痕要修复和美白双管齐下，对于不容易愈合的疤痕组织，要使用薰衣草精油等修护产品，辅助以消除色素沉着的美白精华，才能用最快的速度让双足恢复无瑕。

☘ 与高跟鞋和平相处 ☘

高跟鞋，我们对它的感情总是爱恨纠缠，和它共度的时光总是苦乐参半。它让我们个子拔高，腰板挺直，步态婀娜，也让我们身心劳累。对于爱美的女士们来说，高跟鞋一定要穿，不仅仅是为了它给我们自身带来的改善，更因为它们本身就是美的。在美和爱之间，要如何平衡取舍，才能不为美忍痛呢？

百分之五十原则

一周穿鞋的时间内，最多用百分之五十的时间穿高跟鞋，另外百分之五十的时间穿平底鞋。这样的分配可以是三到四天换上平底鞋，也可以是上班时间穿高跟鞋，下班时间马上换下。

零容忍原则

不管多美的鞋子，多么划算的价格，只要尺码和舒适度有一点点不合心意，就不要买。千万不要抱着忍痛穿一下的原则入手，否则之后要么没有勇气穿出门，要么会让脚十分痛苦。

参差不齐原则

8厘米以上的匕首跟确实美貌无双，但比较好穿的水台底和梯形底也很时髦，平底鞋也有犀利中性小清新的一面，三五厘米的中跟最配职业装。在丰富自己鞋柜收藏的时候，一定要留出"参差不齐"的高度选择，这样才不会让双脚总是处于劳累状态，减少受伤风险。

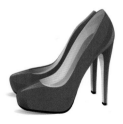

补肾势在必行

肾脏长得像蚕豆一样，俗称"腰子"。正常人有一对肾脏，每一个约有拳头般大，重量为125~150克，位于后腹腔肋骨下缘。中医认为，人的头发、耳、膀胱、骨骼、生殖系统、腰膝与精神，均能反映肾的健康状况。现代医学认为，肾有助调理内分泌、调节体液和血液、排出代谢废物和促进营养吸收。概括来讲，想拥有强壮的身体和腰膝、红润的面色和光泽的皮肤、健康的秀发和充沛的精神，补肾固肾是势在必行的。

❧ 肾不好，易衰老！ ❧

假若肾脏功能欠佳，尿液未能正常排出，毒素积聚，继而会令肤色暗哑变深、肤质干燥无光泽、肌肤松弛、毛孔粗大，出现黑眼圈及眼袋等，就连反应也会迟钝起来，甚至提早衰老！有以下几种情况的人要注意了，这些都是肾脏功能欠佳的表现。

水肿

肾脏是人体排泄水分的器官，肾不好，多余的水分就会在体内蓄积。早期肾病患者往往会出现眼睑、颜面以及下肢水肿，进而发展到持续性或全身性水肿。

脱发

中医学说认为，"发为血之余"，肾好则气血好，气血好则不易脱发。

肾精不足

中医认为精子稀少属虚劳范畴，多因先天禀赋不足，或房劳过度损伤肾精，或大病久病，气血两亏，肾精化源匮乏，最终导致肾精不足而成本症。因此可以说肾之虚损是导致精子稀少的直接原因，继而可导致生殖机能减弱。

❧ 补肾大法 ❧

穴位按摩

通过按摩、击打、照射肾俞穴，可增加肾脏的血流量，改善肾功能。

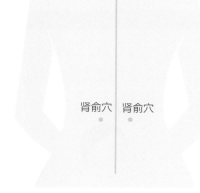

肾俞穴　肾俞穴

食疗

中医五行理论（金、木、水、火、土）认为，肾属水，水对应黑色，因此黑色食物入肾，能固肾益精。所以，平时可适当多吃些黑色食物来补肾。

补肾的食物有：黑色谷类、种子坚果，如黑豆、黑米、黑芝麻、栗子、核桃；黑色蔬果，如茄子、乌梅、黑枣；其他食物，如黑糖、紫菜、海带、黑木耳、冬菇、乌鸡。

美颈是不能忽视的功课

脸部可以靠化妆，身体可以被遮掩，但颈部永远会诚实地透露你的年龄。颈部肌肤持续遭受头部的压迫，转头或低头等日常动作令纹路无可避免地产生。加上颈部皮肤皮下脂肪含量最少，所以往往比脸部皮肤更快松弛。所以日常护肤都不要忘了颈部，也可以做一些颈部按摩来预防老化。

✤ 美颈按摩 ✤

第1步

利用微热的毛巾敷于面部及下巴位置，加速血液循环。

第3步

从耳根下的下颌角开始点按 5~8 下，这个地方很容易由于低头导致双下巴和颈纹。

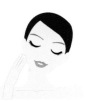

第2步

头歪向一侧，手从下巴处沿直线向锁骨按摩，力度中等，来回按 10 次，既能帮助淋巴循环又能防止肌肉松弛。

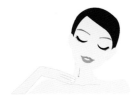

第4步

到喉结旁边点按 5~8 下，最后回到锁骨的最外侧点按 5~8 下。反复 5~10 次。

✤ 美颈减双下巴运动 ✤

1. 头往后仰，眼看天花板，呈嘟嘴姿势，保持 1 秒，重复 10~20 次。

2. 躺在沙发上或床上，头搭在边缘，抬起头朝向胸部，坚持几秒钟后，慢慢回到起始位置，重复 5 次以上。

背影也要美美的

所谓"背后美人"，大概就是广东话一句俗语"前面夸啦啦"的意思。不过以我观察，相反的情况反而多得是——脸上妆化得精致漂亮，但一转身，背部冒出大痘痘，还有一堆暗疮印，大煞风景。

很多人只顾护理面部肌肤，其实背部也有皮脂腺，同样会释放出油脂污垢，需要彻底清洁和悉心护理。背部每天被衣服遮蔽，不透气，在潮湿的夏季，汗水黏在背部一整天，多余的油脂和污秽极易阻塞毛孔，加上凭一己之力很难彻底清洁背部，久而久之就会形成粉刺暗疮。

此外，中医认为暗疮与脏腑失调有关。暗疮长在不同位置，能反映出脏腑的不同问题。中医学古籍《素问·刺热篇》就将五脏与面部的关系表述为左颊主肝、右颊主肺、额头主心、下颚主肾、鼻主脾胃，例如下颚位置通常与五脏中的肾有关。如暗疮集中长在背部，主要因为内脏湿热；若兼有瘙痒，表示有风热；若兼有疼痛，则表示热毒盛。若暗疮集中在腰以上，以肺热为主；若在腰以下，则是肝脾湿热。

治病要治本，调理脏腑是保持滑溜美背的第一步。平时应多注重饮食和利用食疗去改善体质，戒食会积滞化热的刺激性、重口味、生冷的食物，多补充水分；同时多吃润肺养肝、益气解热的排毒食品，例如无花果、苦瓜、大蒜等，既可滋润脏腑，也可达到解毒清热的养生功效。很多中药也有嫩肤除痘功效，例如土茯苓能利尿祛湿、清热解毒；鸡骨草有助清热祛湿、利肝祛黄，再配搭其他食材熬汤服用，有显著的除痘美肌功效。

外在护理方面，深层去角质护理不可少。韩国很流行到汗蒸幕澡堂泡澡，然后再由阿朱妈（大婶）做擦身去死皮服务，做完之后皮肤真的比较滑。我每两星期就会做韩式搓擦护理，美容师会用韩式汗蒸幕去角质手套温和地为你打圈擦遍全身，这套动作能去死皮，更可促进血液循环。擦完后肤质摸上去干爽柔滑，皮肤弹性也提高了，涂护肤品也觉得更易吸收。

若背上已有暗疮印，记得要加强防晒，因为接触过多紫外线会令色素沉淀，暗疮印也会难以减淡。可以倒少量淡斑精华在化妆棉上，敷在暗疮印的位置。想节省一点，可用绿豆粉 2 茶匙混合牛奶 1 汤匙，均匀涂在暗疮印的位置，敷 20 分钟后用清洗干净。牛奶和绿豆都有消炎美白的功效，每星期敷 3 次，一样有效。

别只当"正面美人"，夏天背部曝光率高，保持背部滑溜溜的也很重要！

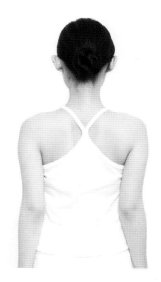

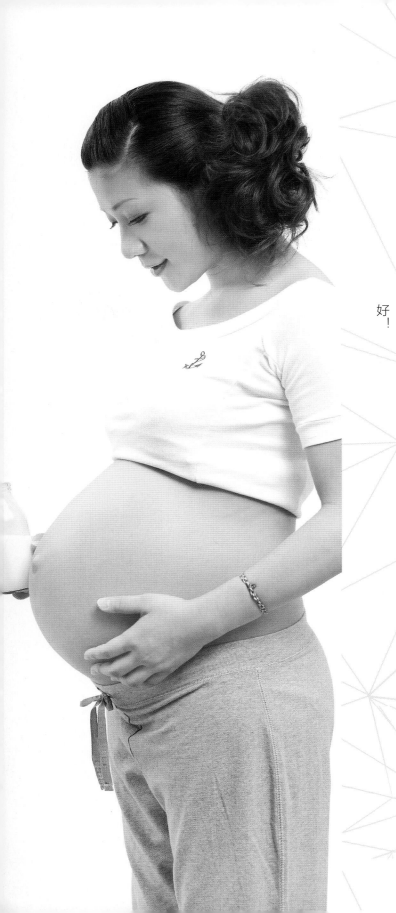

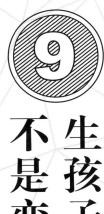

9

生孩子
不是变老的理由

当妈妈是一件幸福和烦恼并存的事情。很多妈妈孕期没有控制好体重，产后又忙于照顾宝宝，顾不得自己的形象，结果不只身材走样，面色也暗黄憔悴，仿佛一下子老了好几岁。其实，怀孕生子是改变自己身材及体质的好机会，只要方法得当，产后的身材和皮肤都可以变得更好！

坐好月子　　轻身不老

产后孕激素比例失调，产妇容易抑郁、忧虑、情绪紧张、失眠、头痛；而分娩时用力、产伤出血又大耗元气，故产后淤血易停滞于子宫内，导致体虚血瘀。在情绪不稳、气虚血弱的状态下，稍不注意调理即会遭病邪侵袭。所以产后绝不适宜立即减肥，应先好好坐足月子，为身体补充足够的营养，产后才能更快地瘦回来。

产后六个星期是补身期，是新任妈妈恢复元气及体力的时间。这期间激素分泌特别活跃，新陈代谢率极高，这段时间如果补身补得好，你可以变得更健康年轻。不过在坐月子前必须先服用活血化瘀的药方数天，将子宫内的恶露、未排净的胎盘组织等清除干净，然后才能进补。

如产妇是自然分娩（即顺产），其补身开始日期约为产后 12 天。一般先食用一些较平和的滋补食品，例如淮山、芡实、莲子、南枣等，并可进食少量猪蹄姜醋。平补后，若产妇体质可接受，便可进食一些较大补的炖品，例如高丽参、鹿茸、鹿尾巴等。

如产妇是剖腹产，其补身开始日期约为产后 21 天。因为肚腹及子宫肌肉层的伤口需 4~6 星期才能愈合，故不应急于进补。另因肚腹表面伤口愈合期一般为生产后 7~10 天，因此这期间也不能吃过多高蛋白食物，例如鱼汤，以免引致伤口结为凹凸的疤痕。进补时，都应该由平补开始，循序渐进地提升至大补阶段。

无论自然分娩还是剖腹产的产妇，坐月子期间都必须留意自己身体的变化及恶露排出的情况。若进补不当，可能会导致恶露较多！

坐月子时应适量进行滋补食疗，切忌进食寒凉及难消化的食物，因为产后体虚，易感风寒、暑湿及燥火，肠胃功能特别虚弱。可以煮一些温补的食疗饮品例如桑寄生杜仲红枣茶及猪蹄姜醋，以米酒水代替平常饮用的开水，烹调食物时多加入葱、姜、辣椒或酒等偏温味的食材。桑寄生益肝肾、强筋骨、养血益阴；杜仲性温，可补肝肾、改善肾虚及腰部酸痛；米酒水行气活血，有助收身减肚，加快瘦身成效。米酒水的做法很简单，取 3 瓶米酒倒入锅中，大火煮滚后，改以中小火来煮，煮时不加盖，令酒精得以挥发，煲至 1 瓶后即成。

平日应少吃多餐，减轻肠胃消化负担，加快肠胃功能恢复。餐与餐之间可选吃平温性水果，例如苹果、火龙果、葡萄、橙子、龙眼等，也可多喝桂圆肉红枣茶，有助活血排瘀。不过补身同时也要控制食量和吃得清淡，饮用鸡汤、猪蹄汤等多油脂的汤水前要先撇油，调味时要少盐少油，不要吃得又补又多，否则难以恢复产前身段。

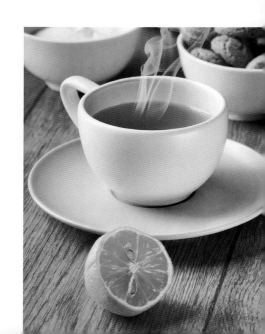

滋补麻油鸡

麻油可帮助子宫收缩；鸡肉富含蛋白质，有助恢复体力；油脂能刺激乳汁分泌；烹调时加入老姜能驱寒，促进气血循环。

材料	
鸡	1/2 只
姜	8 片
枸杞子	15 克
纯冷压黑芝麻油	30 毫升

汁料	
冰糖	1 小块
米酒	1 杯
清水	1 杯

调味料	
豉油	1 汤匙

做法

1. 鸡冲洗干净切块；枸杞子洗净榨干水。

2. 锅烧热，下黑芝麻油，小火爆香姜片，加入鸡块炒至金黄。

3. 加入汁料，煮至汁料滚起后转小火焖煮 25 分钟。再下枸杞子煮 1 分钟，最后加豉油调味即可。

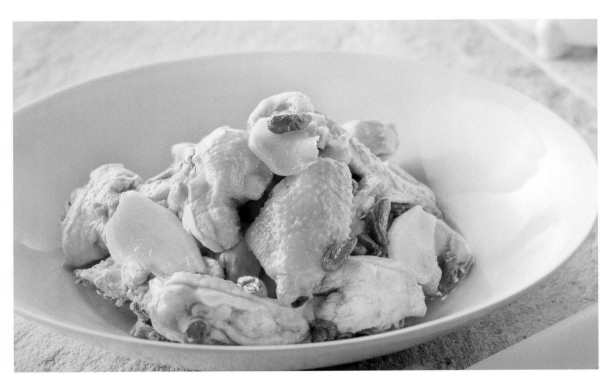

产后护理小百科

帮助子宫收缩

喂哺母乳是帮助子宫收缩最自然的方法，而且能加速恶露排出。此外，自然分娩的产妇一般在产后 2 天已可进行静态的产后运动，剖腹产的产妇则应在产后 4 天再开始。适量的产后运动有助韧带及盆底肌的复原，亦可减轻脚部水肿的情况。

卧床休息

坐月子时不可站太久或提重物，免得影响子宫收缩。可选择卧床休息，避免脂肪积聚于腰间。剖腹产的新手妈妈，产后一星期内更应尽量卧床，让伤口快点复原，避免日常行动拉扯到伤口。

姜水淋浴

产后元气大耗，如坐月子期间接触冷水会令身体"入风"，风寒入关节，会导致风湿关节痛和头痛。建议可用热姜水快速冲洗下身（可配合医生开的清洁液），其余部位则以姜水抹净；头发则用蘸了酒精的棉花放在梳子上梳头。此外，风为百病之长，产后身体虚弱易受风邪，应尽量穿长袖和披披肩，避免吹风和吹冷气。

束腹

产后连续 2~6 个月使用腰封（洗澡时可拆下），可帮助松弛的肚皮肌肉收紧。顺产妈妈可先涂上烧脂塑身霜，以加强瘦身效果。

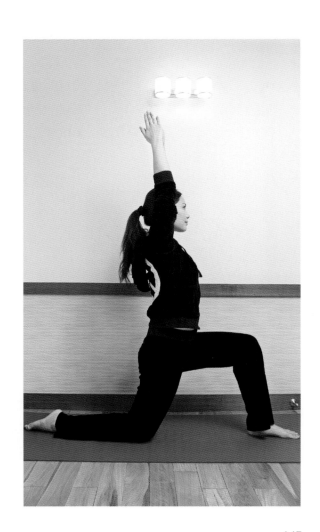

简单的产后运动

孕妇产后韧带未复原，如喂哺婴儿时姿势不正确，易伤及背部筋骨及关节；而支持子宫的盆底肌在生产时会扩张及软化，假若缺少适当的产后运动，可能导致产后失禁及子宫下垂。新手妈妈产后应多练习有助肌肉和关节恢复的运动，避免立即做剧烈运动，以帮助伤口康复，这样也有助减少更年期出现妇科病的概率。自然分娩后第二天或剖腹产后第四天，已可开始练习适当的产后运动，直至身体复原。

做产后运动要持之以恒，不要以为做得快做得剧烈就等于效果大！而且产后运动以帮助身体复原为主，所以做运动初期，体重未必能即时回落，但若能持续数月，效果便可逐渐显现。以下运动可每日做两次，每次不可超过 20 下，建议做 5~6 个循环便要稍作休息。谨记做运动时要确保身心舒畅，若感觉不舒服或头晕便应立即停止。

盆底肌运动

练习缓慢地蹲下和站起的运动，能增强盆底肌，预防或改善小便失禁、子宫后倾及下垂等现象。

脚踝运动

仰卧在床上，双脚用枕头垫起，脚及脚趾向上、下、左、右摆动及绕圈。这一运动可缓解脚部水肿。

胸背运动

仰卧在床上，双手伸直于身体两侧，慢慢提升至中央。可进阶至坐或站立，双手屈曲，向两边慢慢提升至脸侧，再慢慢放回身旁。身体情况允许的话，更可手持水瓶以增加运动量。这一运动能增加肌肉量，预防胸部下垂及背部疼痛。

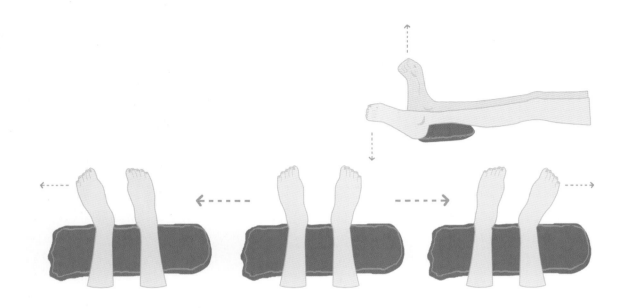

母乳喂养有助于产后瘦身

母乳喂养好处多多，既能促进母子感情，也能为宝宝提供全面的营养。母乳营养丰富，含有乳糖、脂肪、矿物质和蛋白质，乳糖能抑制致病细菌活性，为宝宝肠胃提供抗体保护。母乳中的乳清蛋白与酪蛋白的比例会随着宝宝的年龄、肠胃道的成熟度而"量身定制"，几乎能被宝宝完全消化吸收。而妈妈的身体会知道自己面对什么细菌病毒威胁，并且把信息带给乳腺，制造特定的免疫球蛋白，增强宝宝的免疫力，同时对宝宝消化功能、脑部、肠胃发育有帮助。加上母乳停留在胃部的时间短，所以母乳喂养的宝宝较少出现吐奶和便秘情况。还有最重要的一点，母乳不会引发过敏。化学成分和添加剂对人体有害众所周知，而奶牛在饲养过程中，往往也吸收了过多的杀虫剂和激素，导致其产出的牛奶也有可能含有化学物质。免疫力弱的宝宝饮用后，容易产生各种敏感症状，包括鼻敏感、皮肤敏感、肠胃敏感等。相对地，喂哺母乳更能保障宝宝健康。

母乳喂养除了有益宝宝，对妈咪来说，也能刺激胸部再发育，加速子宫收缩康复，降低患乳癌、子宫癌及卵巢癌的机会，促进生理和心理健康，而且有助修身。因为哺喂母乳的妈咪每天能够多消耗 500 卡的热量，可以说哺乳是妈咪最好的瘦身方法。最重要的是，亲身喂哺母乳，能增进妈咪与宝宝的感情，对建立良好的亲子关系很有帮助。

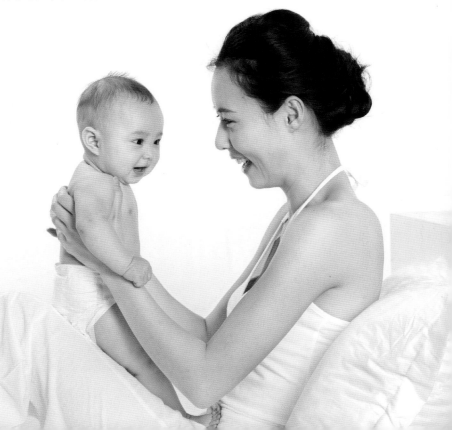

产后轻松修身

许多妈咪都很心急，希望可于产后尽快恢复苗条身形。不过有些妈咪一直修身无果，除了受到遗传基因影响，"肥妈不肥胎"外，另一大原因就是由于月子坐得不好，气血补不回来。"气不通则痛、血不通则肿"，加上脾胃损伤，脾失健运，水分会滞留体内形成湿，引致肥胖水肿，身体虚弱、易生病，还会有手脚冰冷等表现。所以坐好月子，滋肝补肾、调和五脏，非常重要。我怀孕的时候重了 18 公斤，但我也不急于减肥，我乖乖地坐月子近半年后，不但仍能瘦回来，身材及皮肤也比产前更好！

坐足月子后，就可跟"唐安麒宇宙饮食"（具体方法可参考本书第 10 章），多喝排毒酵精及日本玫瑰草本茶。宇宙饮食通过正确的食物组合，让食物的消化吸收有效而顺利，还能阻止消化系统病变，进而增加可利用的能量。脏腑运作正常，应消化的消化、应吸收的吸收，营养正确地输送到身体各部分，毒素及废物通通排走，自然变成"吃得饱，不易胖"的体质。每星期再抽三天做适量中低强度的柔和有氧运动，如快步走、游泳、瑜伽等，能促进新陈代谢，有助健康瘦身。

除宇宙饮食外，顺产妈咪可于产后三个月后、剖腹产妈咪可于产后半年后，做一些产后修身项目，例如 FDA 速效瘦身仪，对产后妈咪的顽固蜂窝组织尤其有效，可改善产后皮肤松弛，减淡妊娠纹，对腰侧、大腿内外侧、肚子上的肥肉效果尤其显著；再配合一些刺激胶原蛋白增生的护肤项目，让整体身形变得更结实纤细，身材可以比产前更有型。

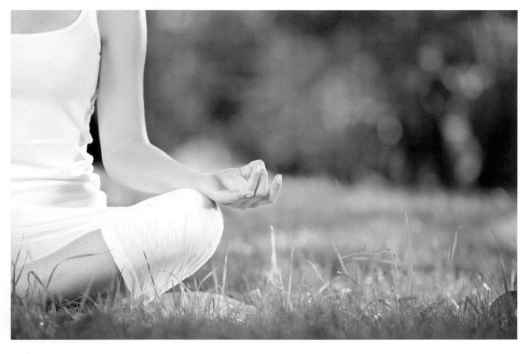

辣妈逆生长秘籍

1. 严格遵守"唐安麒宇宙饮食"。

2. 适当食用高效营养补充品，例如：酵精、冷压鱼油丸、胶原蛋白饮、果莓粉等。

3. 常做促进气血循环、通经络的身体按摩。

4. 不做剧烈运动，只做瑜伽、快步行、静坐及气功。

5. 常做防皱、去皱、美白、紧肤的专业面部疗程。

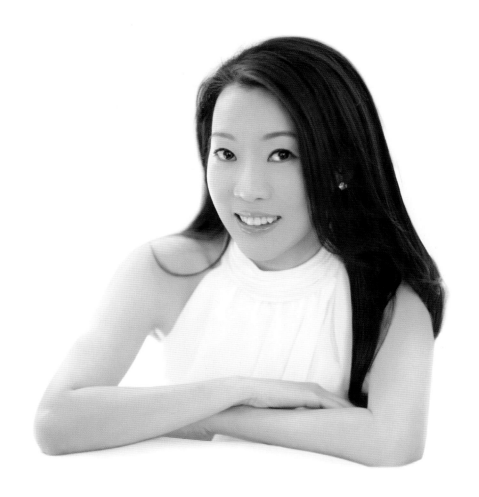

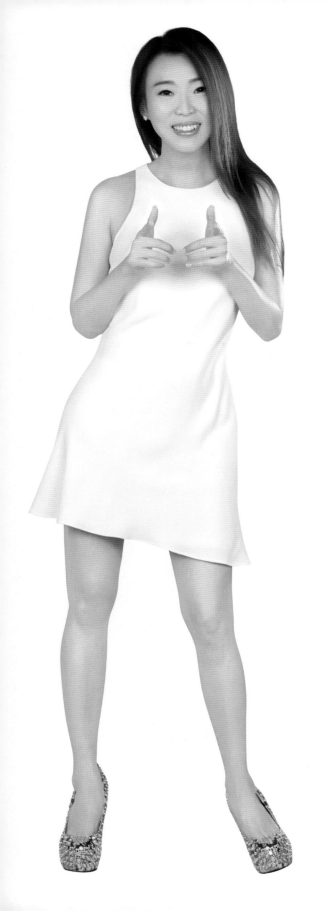

10

身材决定你是御姐还是大妈

随着年纪的增长，新陈代谢速度会变慢，人也就更容易水肿和发胖。身体一旦『发福』，就容易和『大婶』一类的词联系起来。要想保持凹凸有致的少女身材，我的秘诀就是『唐安麒宇宙饮食』。除此之外，一些高科技项目也可以帮助我们快速摆脱水肿，瘦身自然事半功倍！

水肿走开

水肿是许多女士都会面临的一大难题。水肿是身体健康情况出现问题的一种表现，它不仅让人看起来胖胖的，还会让人显得没精神，比"胖"更易显老。

水肿是怎么来的？

夏季天气特别闷热、潮湿，人体气血经络运行不畅、郁结，容易发出病来。而且夏季是湿邪最盛的季节，水湿之气会入侵体内，令脾肾虚弱。五脏对应五行，肾在五行中属水，负责全身津液代谢，调节水液平衡，并依靠肾阳（即肾的功能与热力）来把水液气化，将滋养各脏腑的津液输送至全身，再把废水排出体外。若肾脏亏虚，水液代谢就不正常，多余的水分囤积于体内，人就容易出现水肿问题。

脾在五行中属土，主运化，就如泥土滋养植物，让其茁壮成长。所以若脾虚则运化功能失常，不能输送营养到身体各部分。而脾也得依靠肾的气化作用，才能发挥水液代谢功能。肾与脾两者是维持水液代谢平衡的重要器官，假若脾肾虚弱，多余的水分便停聚在体内，形成水肿。加上现代人经常进食生冷、过甜、味浓或过咸的食物，而且食无定时、缺乏运动，这些不良习惯都会令水肿情况更严重。

刮走水肿

除了多吃化气利水的药膳，如冬瓜薏米瘦身汤可帮助排水，也可依照民间疗法刮痧。用光滑的瓷汤匙或木梳在皮肤上刮动，刮出红痧痕。刮痧有利于疏通经络，激活气血运行，排出身体毒素，可治病保健，改善因气血运行不畅而致的手脚冰冷。在中医的经络学和生物的全息理论中，刮痧确实可活血祛瘀、调理阴阳、舒筋活络。例如感冒初起时，通过刮痧刺激经络和风池、大椎、风门穴等穴位，可以祛风。现在，人们经常使用电脑和手机，肩、颈、背特别容易疲劳，对付这一问题可从背部由上向下刮，刮两侧的膀胱经和夹肩穴，刮完后你会感觉全身都放松了。

赶走下半身水肿

职场女性爱穿高跸鞋，加上缺乏运动，使血液循环不畅，水液无法回流上升而积存在下半身，轻则小腿及脚踝水肿，严重的会出现静脉曲张。对于这种情况，可以由上至下的手法按压小腿，从外侧向内打圈，再由内侧位置向外打圈，这一手法能纾解淋巴阻塞的情况。

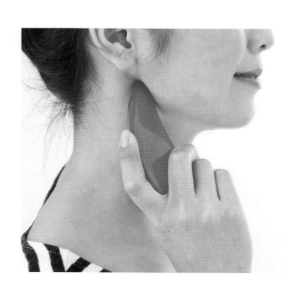

守住你的"峰"景

日本美女一向以丰满美乳惹人艳羡，胸形左右对称，滑溜的胸部肌肤像棉花般柔软，称得上是"真正的美乳"。

和食以糙米和豆类居多，还有不少天然发酵食物，日本人更有喝牛奶的习惯。糙米中富含淀粉和膳食纤维，为身体提供能量的同时可促进肠胃蠕动。大豆含植物蛋白、大豆异黄酮与膳食纤维，可帮助胸部脂肪积聚，产生丰胸效果。大豆更属于低 GI（血糖生成指数）食物，能提供更长时间的饱腹感，减少热量转化为脂肪。和食每餐一定少不了味噌汤和纳豆，纳豆就是经过天然发酵的豆类，含大量酶，对促进排毒、燃烧多余脂肪和提升代谢很有帮助。而牛奶含优质蛋白，经消化和吸收，可在体内分解成氨基酸，达到修复组织、替换衰老细胞等功效，能维持胸部弹性，令胸部保持坚挺。很多日本女生，除每天早餐喝一杯有机奶，午餐晚餐吃半碗糙米饭外，味噌汤、纳豆、蔬菜都尽量吃。她们腰间不会长出赘肉，还能拥有完美的胸部线条。这种饮食营养均衡，非常健康。

日本女生自小通过健康饮食吃出丰满身材，中国女生没有这种饮食习惯，就要"恶补"。女性体内性激素的分泌随生理周期而呈现周期性变化，利用这种周期性变化能达到丰胸效果。一般来说，在生理期来临之后的第 11~13 天即排卵前，还有第 18~23 天即排卵后这两段时期丰胸效果最好，因为此时的雌激素等分泌较多，对身体的影响较大。在这段时间摄取营养丰富的丰胸食物，对增加胸部的尺寸很有帮助。

理想的丰胸食物有青木瓜和葛根，青木瓜所含的木瓜酶，能刺激女性激素分泌，促进乳腺发育；葛根有"千年人参"的美誉，它含有 12% 的黄酮类化合物和异黄酮，能调节女性内分泌。不过要连续三个月每天吃半个青木瓜才会见效，如没有信心坚持，可服食含青木瓜和葛根萃取物的美胸产品。此外，花生、猪蹄、牛筋等高蛋白胶质食物均有助丰胸，但胶质食物普遍难消化和多油高热量，多吃易胖，可配合饮用极小分子的胶原蛋白饮料。

不过丰胸和减肥不一样，减肥总会有一个方法适合你，但丰胸不同，如果三个月仍没有胸部胀胀满满的感觉，就证明丰胸食疗未必适合你的体质，可多做健胸操和参加美胸疗程。"重整美胸护理"丰胸效果一流，它通过特别的按摩手法刺激穴位，为肌肤进行深层按摩，能让副乳的肉集中，做完这个疗程后，胸部立刻变得坚挺丰满，不再下垂！而数码塑胸紧致护理，除了能实时刺激松弛的胸部恢复紧实，还能够促进血液循环和重建老化肌肉层，加强皮肤自生代谢能力，让胸部肌肤恢复光滑质感。

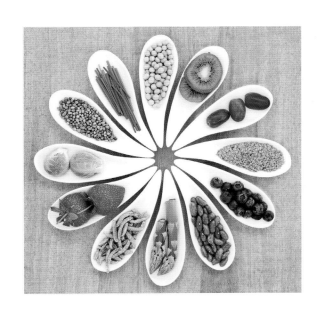

✤ 丰胸按摩法 ✤

扩胸内压法

1. 挺直身体站立，上身微微前倾。

2. 双掌并拢向内紧压，呼气，臀部收紧。

3. 吸气，手臂和臀部放松。

扩胸抬举法

1. 手肘与肩同高，两手臂成一水平线，双手握拳相抵，平放于胸前。

2. 呼气，将上臂尽量抬高，双拳不可分离。

3. 放松回气，吸气。

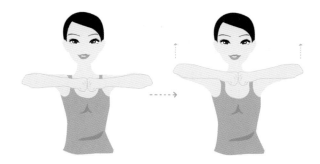

哑铃增大操

1. 平躺在地板上，双腿屈膝，手拿哑铃。

2. 呼气，单手慢慢举起向后伸直，直到上臂贴于耳旁，但不可以靠在地板上。

3. 左右轮流做 10 次，再双手同时做 10 次。

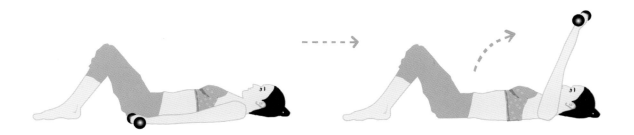

✤ 丰胸膳食 ✤

红枣花生炖猪蹄

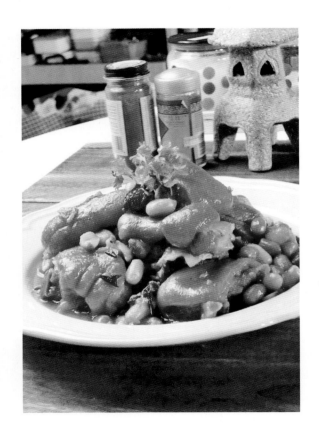

材料	
猪蹄	1只
红枣	15枚
红皮花生	75克
盐	2茶匙
惹味粉	少许
葡萄籽油	2汤匙
姜	1片
水	4碗
冰糖	2小块

做法

1. 猪蹄洗净，加入姜水中余烫去血水。

2. 红枣、花生洗净。

3. 烧热锅下葡萄籽油，先将猪手两面煎香，放入红枣、花生略炒，加4碗水煮滚，下盐及惹味粉调味后，转小火慢炖1.5小时，至猪蹄熟烂、花生软透即成。

润燥健脾木瓜汤

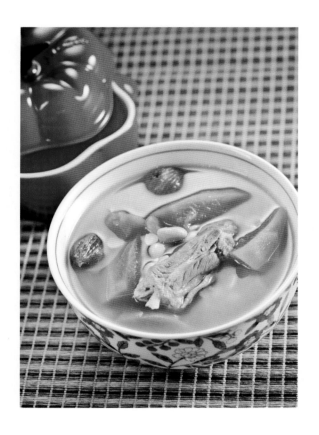

材料	
木瓜	1个
红皮花生	75克
猪腱肉	375克
蜜枣	4枚
南北杏	8克
姜	1片
盐	1茶匙
水	10杯

做法

1. 木瓜去皮和籽，洗净后切块；猪腱肉洗净，放入姜水中氽烫去血水。

2. 锅中放入清水煮滚，加入全部材料，先用大火煮10分钟，再转小火煮3小时，加入盐调味后即可食用。

要瘦身，先补身

有很多女孩子为了减肥，什么都不吃，结果将身体搞坏了，减肥绝对不是吃得少。我的瘦身逻辑是，减肥时一定要吃得饱，而且食物的味道要好，因为这样才能满足人对吃的欲念，减肥才能持之以恒，相反的话吃两餐就会放弃。再说吃得少会令身体代谢减慢，越来越胖。所以要减肥减得健康，一定要懂得补身和选择正确的食疗方。

市面上有很多减肥方法，如果选择不当，除了减肥之外，更会减走你的健康，所以减肥要找对方法。我一直建议大家瘦身先要补身，有些朋友就说，补身要吃很多，瘦身则不能吃，怎可能补身又瘦身。其实吃得补，不见得会胖；吃得补又多，才会胖。

有些女孩子，明明每餐吃得很少，身形仍是胀胀的，肥肿难分很可能是肾代谢功能不好。这种"胖"不是脂肪引起的，只是由于肾的排水功效变差了而形成的水肿，这时候应好好补肾。如果你的肾功能已经不好，还只进食西方营养学提倡的低脂、低油盐、低卡的食物，你的身体会变得更差。这时候你需要做的是固肾，只要补好肾，水分代谢自然而然就正常了，人没那么肿，看上去就瘦了。所以滋润补身比吃得少还重要。

我常常说药食同源，即将食物当成药，就是很好的补身方法。健康食疗，能够滋肝补肾，调和五脏。很多时候我们怕胖，不吃饭，但不吃饭又没有饱足感，这时可以喝粥，因为喝粥能养生。我们中国古代有一句话，就是"老人喝粥，多寿多福"。我建议想健康的人也可经常喝粥。还有一些常见食材如枸杞

子，也可以滋肝补肾和明目。薏仁除了利尿消肿外，也有美白效果。只要你选择正确的食材来调补身体，内脏就能运行得好，不仅可增强减肥效果，更可强身，这样你就能在吃得饱的同时瘦得也快。

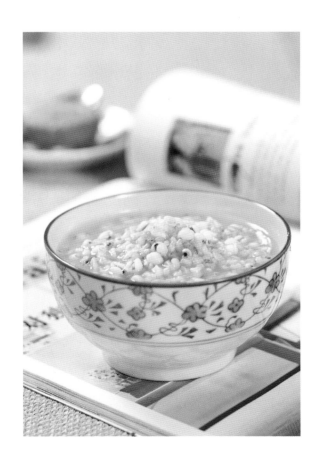

✿ 补身瘦身汤粥 ✿

下列我所提及的补身瘦身汤粥，是以食物治疗为主，不同于现代营养学的饮食方法。它最特别的是，将常用的食物和具养颜、减肥作用的中药（也包括食物）放在一起烹调，从而达到治疗和瘦身的双重效果。而且我所选用的食物和中药，都具平和滋补的特性，可以安心食用。

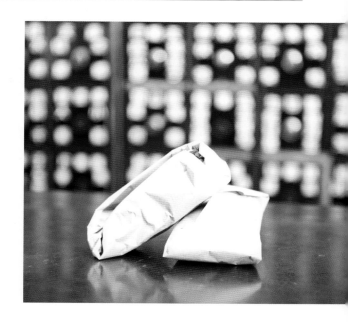

补身瘦身汤粥的食材，绝大多数是具有美容、减肥效果的食物和大家熟知的中药材。这些材料随时都可以在食品店、超市、中药店买到，制作方法也很容易掌握。如果工作太忙，没时间煮粥，可以用电子锅或焖烧锅，只需放入指定材料，数小时后便可享受色、香、味、疗效俱全的瘦身汤粥，既方便又简单。

滋补党参雪梨瘦肉汤

材料	
瘦肉	600克
党参	75克
雪梨	3个
麦冬	19克
南杏仁	19克
水	12碗
惹味粉	1茶匙
姜	1片
盐	适量

做法

1. 党参、麦冬、南杏仁洗净略浸；雪梨洗净，连皮1个切4块，去核。
2. 南杏仁用开水烫一下，去皮；瘦肉洗净，切块，加入姜片氽至半熟后捞起备用。
3. 锅中放入清水煮滚，加入所有材料，先用大火煮滚，再转小火煮2小时，加入惹味粉及盐调味即可。

功效

此汤能补中益气、健体强身、润肤美肌，是冬天补身的好选择。

彩虹瘦身汤

材料	
排骨	300 克
有机芹菜	2 棵
急冻有机玉米粒	1 碗
胡萝卜	1/2 个
梨	1 个
洋葱	1/2 个
西红柿	1 个
蜜枣	1 枚
姜	1 片
盐	1 茶匙
水	8 碗

做法

1. 排骨洗净，放入沸水中，加入姜片氽烫后备用。

2. 玉米粒洗净；梨及西红柿洗净，切块备用。

3. 芹菜、洋葱及胡萝卜切粒备用。

4. 锅中放入清水煮滚，加入玉米粒、胡萝卜、洋葱、排骨、蜜枣，先用大火煮滚，再转小火煮 1 小时。加有机芹菜、西红柿及梨多煮 5 分钟，下盐调味后即可食用。

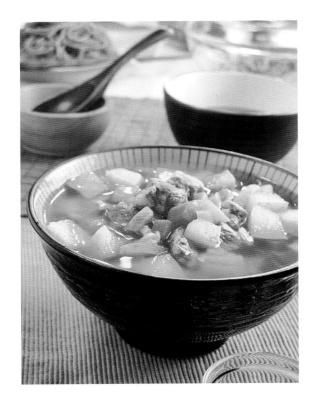

功效

加热过的梨汁具有加速排出体内毒素的功效，洋葱则能杀菌和增强抵抗力。每日饮 1~2 碗，饮汤食汤渣代为一餐，对保持肠道健康和排毒瘦身很有帮助。

吃到自然瘦

很多人都问我，怎么你那么喜欢吃，仍这么健美？因为我有一个好的饮食法——"唐安麒宇宙饮食"。只要你记住一个原则，就是三餐中，肉不要与稻麦淀粉类一起吃。

举例来说，我们平日吃的猪排饭就是不健康的。你可以吃猪排配菜，或者米饭和蔬菜。刚开始时你可能会不习惯，又或者觉得"寡口"，其实不会的，因为食物的量没有减少。假设你喜欢吃猪排饭，平时都是两块猪排配一碗饭，而这一顿要跟随宇宙饮食，你可以吃三块猪排，但同时要吃一大盘菜。如果午饭时吃了肉，那晚上便可以吃淀粉类，你可吃一大碗饭，同时要吃一大盘菜。这个方法刚开始的时候，你可能觉得很麻烦，但当你习惯了，会觉得很健康。而且即使吃的东西多了，也不容易发胖，因为身体可以很容易地将食物消化吸收和代谢。

"唐安麒宇宙饮食"强调的是：某些食物配合在一起，会比其他搭配更易消化吸收。因为同时吃两种食物，食物来不及消化容易导致腐败，严重破坏身体的吸收能力。

因此一餐中同时大量食用蛋白质与碳水化合物，会延迟甚至中止消化，食物会迟滞胃中。如果适当地混合食物，食物更易完全被身体分解、吸收与利用，排泄物中不会有未完全消化的物质。蛋白质停留在胃中过久会腐败，而碳水化合物停留过久也会发酵，腐败与发酵的东西无法被人体利用。由于腐败与发酵作用，肠胃胀气、消化不良及各种相关病变就会接着发生。

有些朋友觉得外国人的饮食习惯真的比较健康，因为他们通常先吃很多沙拉，然后再吃主菜，这个方法是很对的。如果你想保持健美，吃任何食物前，你应该先吃一大盘菜，如果可以，生吃是最好的。说真的，中国人不喜欢生吃，通常会先炒一下，这不是不好，但如果可以便生吃，这样会更健康。

吃菜很重要，但比例也是很重要的。每顿饭要保持七成是高水分纤维类蔬果，三成是主食。你可能会说，七成都是菜，那剩下的三成不就是吃得很少？不是的，这种组合的好处是不限分量。例如你吃了一碗饭和两盘菜，但不够饱，你可以多吃一碗饭，不过你可能要另外多吃两盘菜。我们要记住，组合是3：7的比例，三成主食，七成高水分纤维类蔬果。

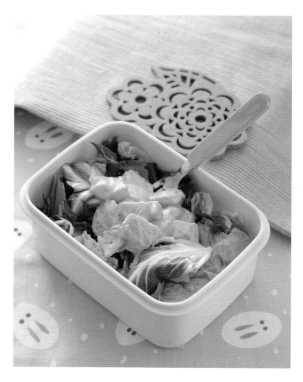

每天中的一餐可挑选一种肉类，你可以尽量吃牛排、鱼片或鸡肉，只是要注意吃过了肉类，就不能再吃其他浓缩食品，如米饭、面条、面包等，只能吃高水分的食品。也就是说，肉类要与蔬菜一起吃，或者是稻麦淀粉类与蔬菜一起吃，因为蔬果并不需要特殊的消化液。

所以，吃饭时适当地组合食物，不仅可使食物的消化吸收有效而顺利，也能防止消化系统的病变，进而增加可用的能量。我们需要能量来消除体内积存的毒素、废物，而消化系统又会比身体其他的系统消耗更多能量。这种食物组合原则可产生能量，帮助身体进行排毒、清洁工作，而好处是你不会挨饿。你只要依照我所介绍的方法，开始注意食物的组合，健康、苗条就非你莫属了。

这个方法还有另一个重点，就是早餐（即起床后第一餐）不要吃其他食物，最好是吃新鲜高水分纤维类蔬果，这是第一个原则。同时在睡觉前四小时不要再吃东西。最后一个重点是，一个星期选一至两天只吃蔬果，并且不限量，因为吃那么多生鲜蔬果，蔬果中的酵素就可以让身体休息一下，让身体的毒素在这两天排清，之后你会发觉整个人很健康。

需要减肥瘦身的人士，就要严格地将所有淀粉类食物（包括豆类、淀粉类蔬果、五谷类等）与其他主食分开。如未能完全依照宇宙饮食或只需保持体重，可跟"迷你版"唐安麒宇宙饮食——保持稻麦淀粉类、肉类、海鲜分开吃和七三黄金比例，但早餐除了吃蔬果，还可多加燕麦片、馒头或奶、蛋类。

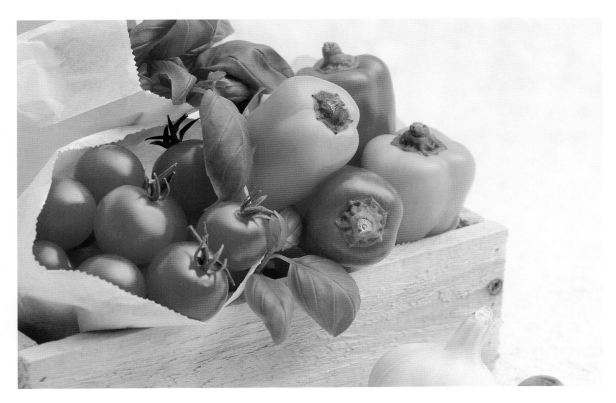

唐安麒宇宙饮食原则

· 肉类、海鲜和稻麦淀粉类分开食

· 早餐吃新鲜蔬果和喝果汁

· 明白"补身瘦身"的原理

· 避免吃"毒"

· 拒绝高温烹煮

· 排便顺畅是养生之道

宇宙饮食瘦身版（适合强效瘦身期）

◎ 早餐只吃蔬果配黑糖补茶（均不限量），其余一概不吃

◎ 每餐保持七三黄金比例

主食种类越简单越好，午、晚餐只可选 A 至 I 其中一种组合，其他一概不可！

A. 红肉类（猪、牛、羊等选一种）+ 高水分纤维蔬果

B. 家禽（鸡、鸭、鹅等选一种）+ 高水分纤维蔬果

C. 海鲜（鱼、虾、蟹、蚝等可多种一起吃）+ 高水分纤维蔬果

D. 蛋（鸡蛋、鱼子等可多种一起吃）+ 高水分纤维蔬果

E. 稻麦淀粉类（米饭、面、面包、燕麦片等可多种一起吃）+ 高水分纤维蔬果

F. 豆类（红豆、绿豆、黑豆、豆腐等可多种一起吃）+ 高水分纤维蔬果

G. 淀粉类蔬菜（番薯、马铃薯、芋头等可多种一起吃）+ 高水分纤维蔬果

H. 奶类（牛奶、乳酪、芝士等可多种一起吃）+ 高水分纤维蔬果

I. 坚果类（花生、核桃、腰果等可多种一起吃）+ 高水分纤维蔬果

宇宙饮食迷你版（适合初入门减肥者、学生、体力劳动者及保持身材、健康养生者）

◎ 早餐以蔬果为主，不饱可加燕麦片、馒头、奶、蛋

◎ 肉类、家禽、海鲜不与稻麦淀粉类（米饭、面、面包、燕麦片等）同吃，其他食物均可同吃

◎ 牛奶、鸡蛋在迷你版宇宙饮食中是百搭的，但一星期牛奶不可超过 3 杯，鸡蛋不可超过 3 只。（有机奶、蛋则不限量）

★ 这两个版本都要每星期选 1~2 天作为全蔬果日，可生吃或将蔬菜煮成杂菜汤食用。

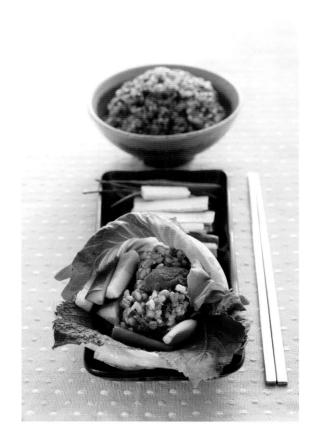

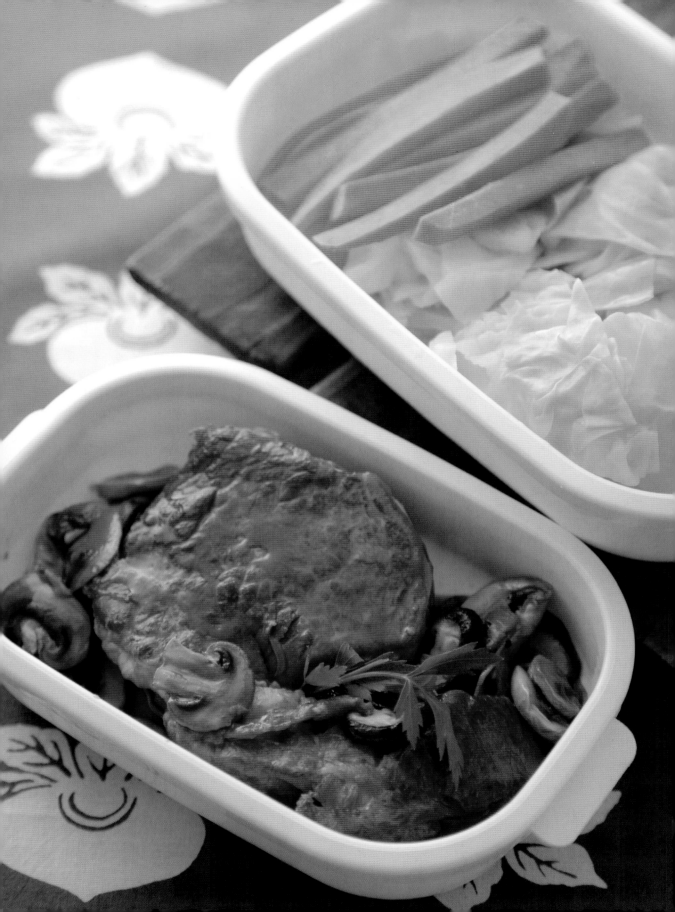

宇宙瘦身食谱

双菇煎牛排

　　牛排富含蛋白质、B族维生素及铁、锌等矿物质，铁可预防缺铁性贫血；B族维生素可促进新陈代谢，对皮肤、头发、指甲等细胞再生有益，还可维护神经系统健康；蛋白质对促进生长发育、增强抵抗力有益；锌可促进代谢，对维护皮肤、骨骼发育也有帮助。

　　红酒具有调整肠胃，预防感冒及心脏相关疾病的功效，更能改善身心疲劳。红酒中含有大量多酚化合物，可抑制胆固醇氧化及预防动脉硬化。红酒会因产地和收获年份不同而产生不同的口味，能增进食欲和促进消化。

材料	
牛排	2 块
鲜蘑菇	4 只
鲜香菇	2 只
大蒜	2 粒
卷心菜	1/2 个
胡萝卜	1 根
葡萄籽油	2 汤匙

腌料	
盐	1/3 茶匙
黑胡椒粒	1/3 茶匙

汁料	
红酒	3 汤匙
干迷迭香	1/2 茶匙
牛排酱	1/2 汤匙

做法
1. 牛排加入腌料腌 10 分钟，鲜蘑菇、鲜香菇及大蒜切片，备用。
2. 卷心菜切至适合大小，胡萝卜去皮后切条，放入滚水中，并加入 1/4 茶匙盐，灼熟捞起。
3. 烧热平底锅，加入葡萄籽油，爆香蒜片，牛排每面用中火煎 1 分钟至七成熟，捞起。
4. 保留锅中的牛排肉汁，将蘑菇及鲜香菇略炒，再放汁料煮至滚起后，淋在牛排上，伴以卷心菜及胡萝卜，即成。（食用时可配上一碟灼菜。）

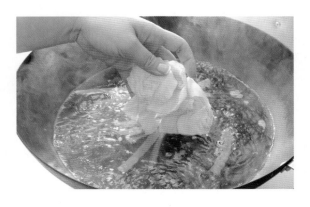

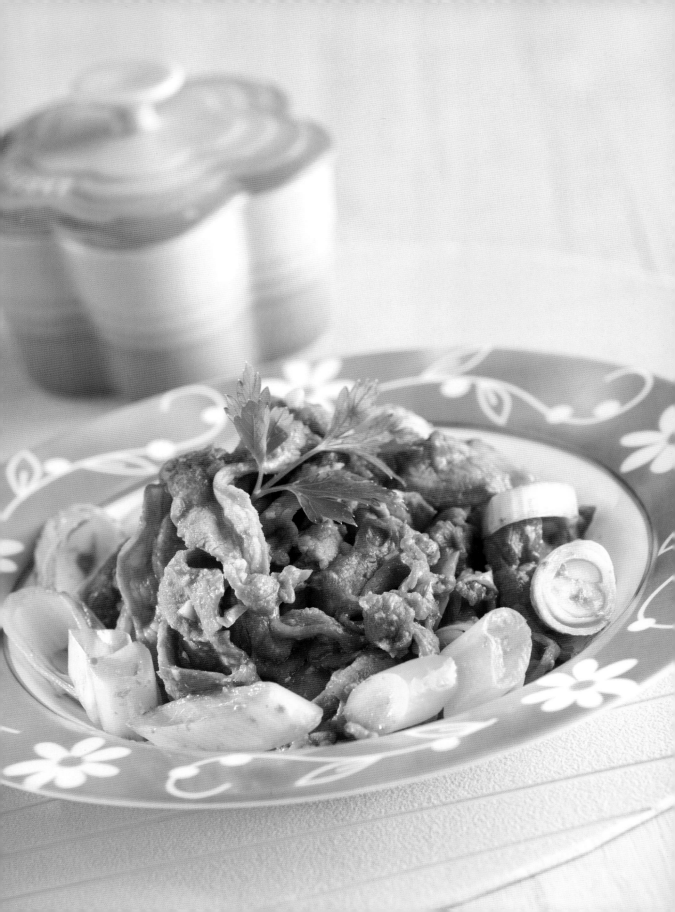

京葱爆羊肉片

　　羊肉含丰富蛋白质、脂肪、钾、锌及 B 族维生素，能促进血液循环、御寒增温、开胃健力、补血益肾、消除疲劳。

　　京葱性温，味辛，含丰富蛋白质，有散寒、健胃、杀菌的功效。葱属温热食物，能加速血液循环、加快体内水分蒸发以至排汗。

材料	
羊肉片	250 克
京葱	150 克
蒜蓉	1 汤匙
葡萄籽油	2 汤匙

腌料	
盐	1/4 茶匙
糖	1/4 茶匙
生粉	1/2 汤匙
豉油	1 汤匙
绍酒	1 汤匙
麻油	1/2 茶匙
胡椒粉	1/2 茶匙

芡汁	
盐	1/4 茶匙
糖	1/4 茶匙
生粉	1/2 汤匙
豉油	1 汤匙
绍酒	1 汤匙

做法

1. 羊肉片加腌料腌约 30 分钟。
2. 京葱切段。
3. 烧热锅下葡萄籽油，爆香蒜蓉，加入羊肉炒片刻，下京葱及芡汁，大火炒匀，即成。（食用时可配搭一碟菜。）

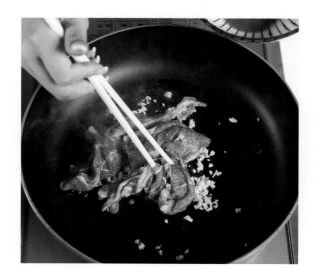

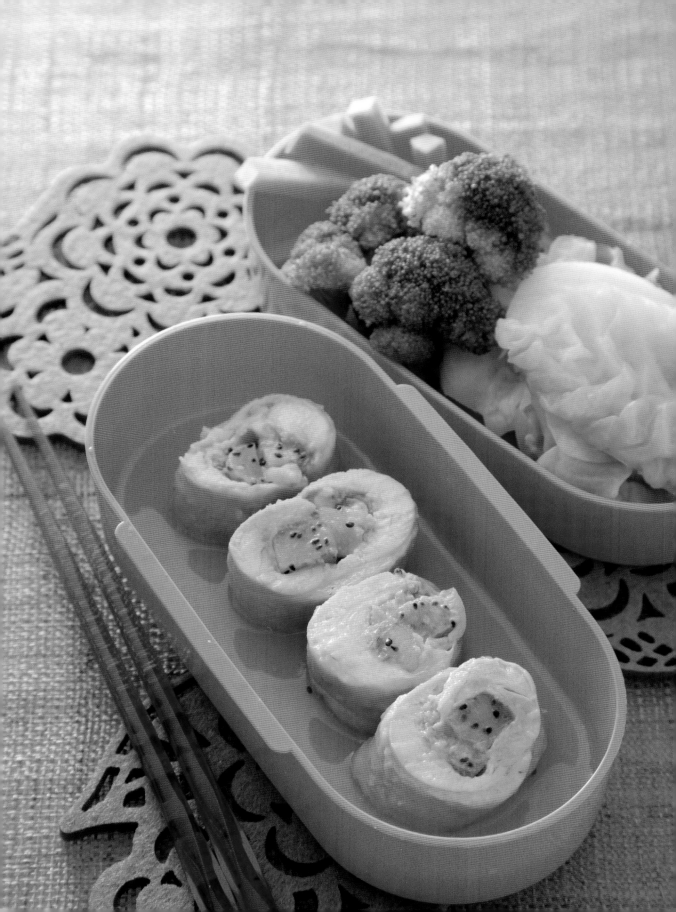

双果鸡肉卷

　　火龙果富含水溶性膳食纤维，具有瘦身、降血糖、润肠和预防大肠癌的作用。另外，其所含的花青素具有抗氧化、抗自由基、抗衰老等效用。

　　橙子含有 B 族维生素、维生素 C 及柠檬酸、苹果酸、果胶等，能增强毛细血管韧性；果胶能帮助脂类代谢，减少胆固醇吸收，可降低血脂。中医认为橙子性凉味酸，具行气化痰、健脾温胃、助消化、增加食欲等功效。

材料	
去骨鸡大腿	1 只
猕猴桃	1 个
火龙果	1/2 个

腌料	
鲜橙汁	5 汤匙
糖	1 汤匙
盐	1/3 茶匙

做法

1. 猕猴桃、火龙果去皮切条，将去骨鸡大腿平铺，放上猕猴桃及火龙果条。

2. 将鸡肉卷起后，再用保鲜膜包扎紧实，放入碟中隔水蒸 10 分钟，取出后切段。

3. 将汁料入锅，煮成浓汁，淋到鸡肉卷上，即成。（食用时可配上一碟灼菜。）

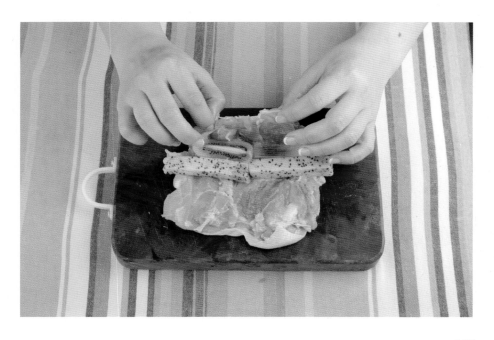

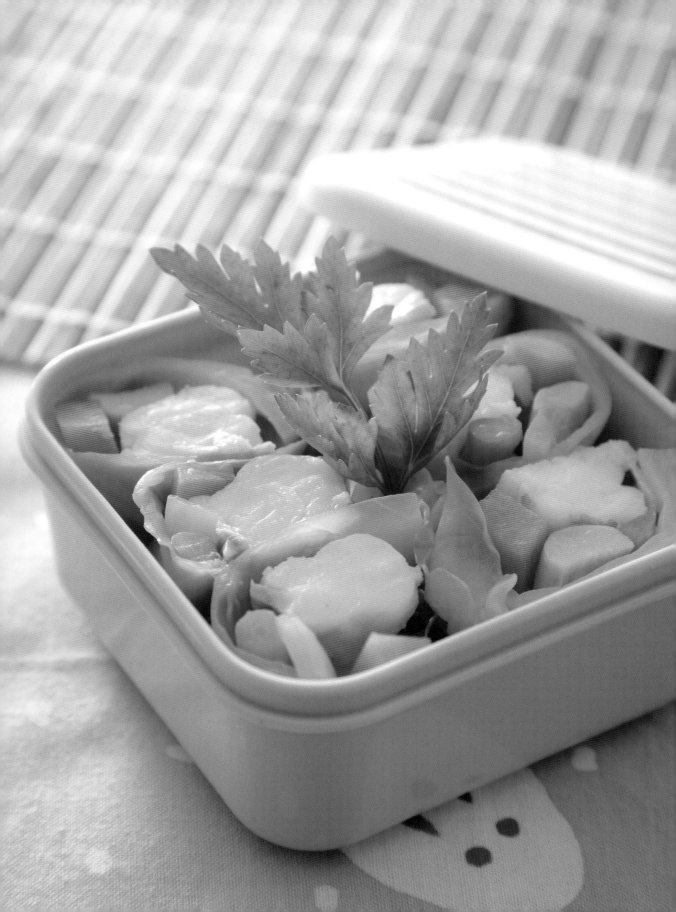

卷心菜鲜虾卷

卷心菜含有膳食纤维、维生素 C、维生素 U、维生素 K、叶酸及萝卜硫素、异硫氰酸盐、丙醇二酸等成分。其中，膳食纤维和维生素 C 对通便排毒、预防感冒有帮助；叶酸对贫血患者有益；萝卜硫素和异硫氰酸盐都有抗癌效果；丙醇二酸可抑制糖类转化成脂肪，适合瘦身人士；维生素 U、K 对改善肠胃溃疡有益，更有杀菌作用。炒卷心菜时不宜太早加盐，以免延长卷心菜熟的时间，令营养流失。

材料	
卷心菜叶	5 片
鲜虾	5 只
秀珍菇	10 克
胡萝卜	1/2 根
洋葱	1/4 个
细芦笋	4 根

调味	
水	1 汤匙
盐	1 茶匙
糖	1/2 茶匙

做法
1. 将卷心菜叶灼至变软后捞起；虾去壳去肠洗净，备用。
2. 秀珍菇去根部，胡萝卜及洋葱切细丝，细芦笋切段，备用。
3. 将虾、秀珍菇、胡萝卜丝、洋葱丝及细芦笋段铺在卷心菜叶上，撒上盐，卷好后放在碟上隔水蒸 15 分钟，即成。（食用时可配上一碟灼菜。）

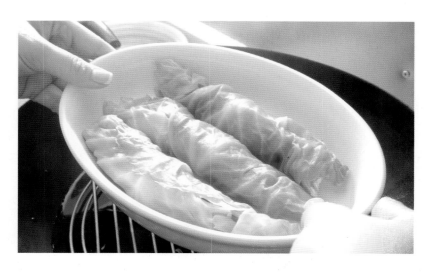

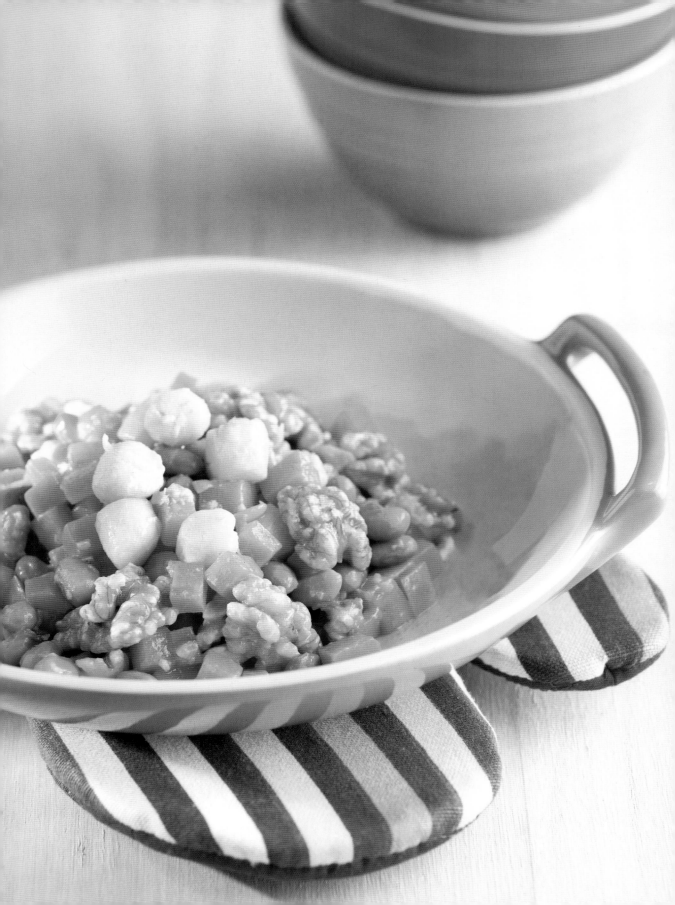

核桃毛豆炒仙贝

鲜贝味甘咸，性平，含丰富蛋白质、氨基酸、维生素 B_{12} 及 ω-3 脂肪酸，容易消化，有益心血管健康，有助预防结肠癌，亦有强化脑细胞、滋阴补肾、调中补气的功效。

毛豆性平，味甘，含蛋白质、钙、铁、维生素、膳食纤维等，其所含植物蛋白易于被人体吸收，具促进代谢、补脑、降血压、降胆固醇的功效。

材料	
冷冻鲜贝	240 克
核桃肉	80 克
毛豆	1/2 杯
胡萝卜粒	1/2 杯
姜	3 片
蒜蓉	1 汤匙
小葱（切段）	1 根
葡萄籽油	2 汤匙

腌料	
盐	1/3 茶匙
生粉	1/2 茶匙
麻油	1/2 茶匙
胡椒粉	1/2 茶匙
蛋白	1 汤匙

芡汁	
水	5 汤匙
糖	1/2 茶匙
生粉	1/2 茶匙
盐	1/4 茶匙
惹味粉	1/4 茶匙
麻油	1/2 茶匙
胡椒粉	1/2 茶匙

做法

1. 鲜贝解冻后，用水冲净并抹干，加腌料腌 10 分钟。

2. 将胡萝卜粒及毛豆加入滚水氽烫，捞起备用。毛豆去豆荚。

3. 烧热锅下葡萄籽油，爆香姜葱蒜，加入毛豆粒及胡萝卜粒炒匀，捞起备用。下鲜贝炒至全熟，倒入毛豆粒、胡萝卜粒及核桃肉略炒，最后注入芡汁煮滚，即可装盘。（食用时可多配搭一碟菜。）

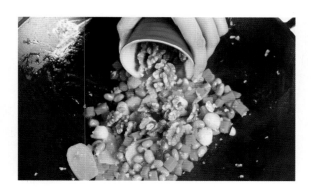

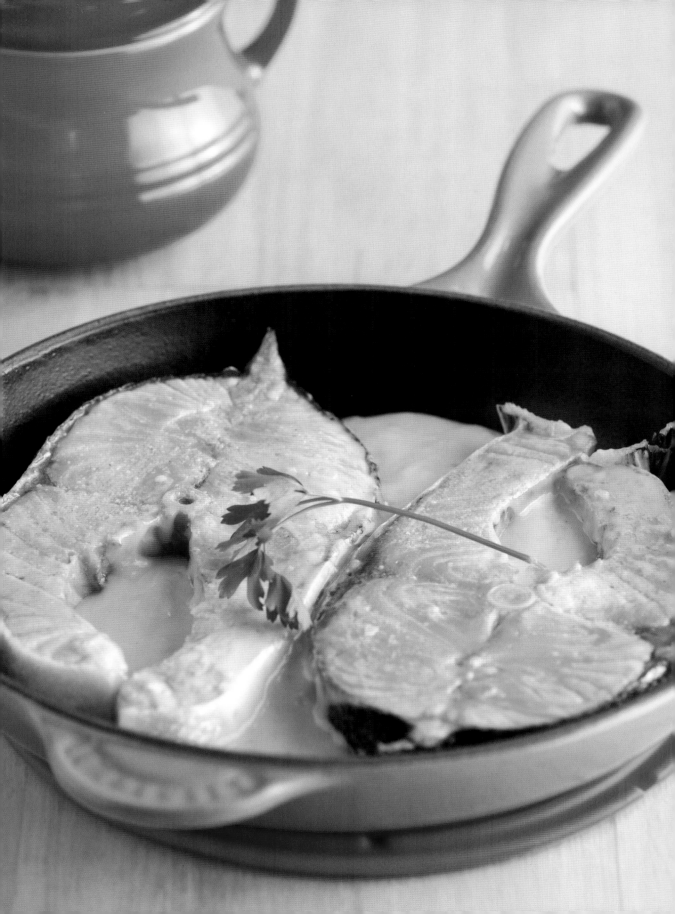

白酒浸三文鱼

三文鱼含丰富蛋白质、ω-3 脂肪酸（如 DHA）、B 族维生素、钾、钙。DHA 是促进小朋友脑部及眼部正常发育的重要元素，多吃能活化脑细胞、保护视力、促进代谢。

白葡萄酒以葡萄酿制而成，可舒缓压力、镇定精神、消除疲劳、调理体质。其中所含的单宁酸可降血脂，且有抗氧化、延缓衰老的效果。

材料	
三文鱼排	2 块
白葡萄酒	250 毫升
牛油	20 克
干葱（切碎）	2 棵
面粉	1 汤匙
低脂忌廉	100 毫升
盐	1/2 茶匙
胡椒粉	1/2 茶匙
葡萄籽油	1 汤匙

腌料	
盐	1/2 茶匙
胡椒粉	1/2 茶匙

做法

1. 三文鱼排加盐及胡椒粉腌约 5 分钟。

2. 烧热锅下葡萄籽油，放入三文鱼排略煎，再加入白酒，慢火煮至微滚后，加盖浸 5~8 分钟至三文鱼排全熟。

3. 另起锅以慢火热溶牛油，爆香干葱碎至金黄。

4. 拌入面粉，煮约 1 分钟。拌入三文鱼汤和忌廉，以慢火煮至微滚，再加盐及胡椒粉调味。

5. 将适量白葡萄酒汁淋在三文鱼排上，即成。（食用时可多配搭一碗沙拉。）

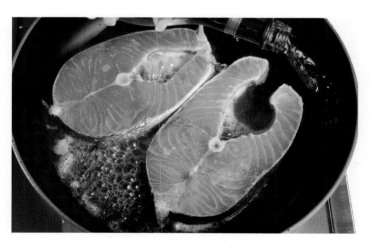

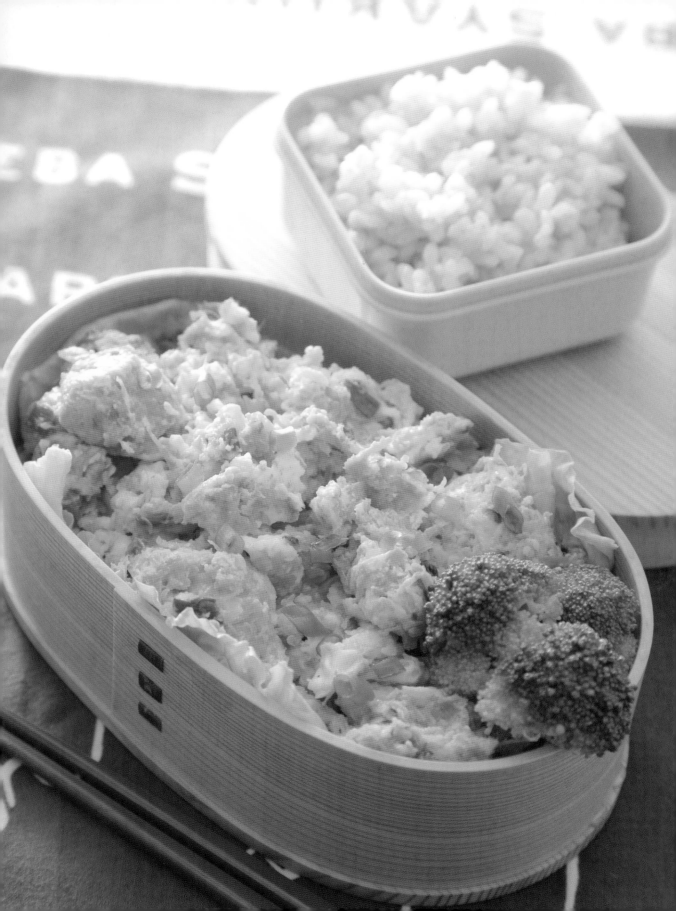

胡萝卜蛋炒饭

　　胡萝卜含丰富的膳食纤维和胡萝卜素。其中膳食纤维有助于改善便秘，减少胆固醇吸收；胡萝卜素进入人体后可以转化成维生素 A，维生素 A 有助保护视力及改善皮肤粗糙等，而胡萝卜素本身还有对抗肿瘤、清除有害自由基、有抗老化等作用，还可增强体力、预防高血压。胡萝卜可生食、打汁、煮汤或炒食。

材料	
胡萝卜	1 根
鸡蛋	2 个
葱粒	1 汤匙
葡萄籽油	2 汤匙
糙米饭	1 碗

调料	
盐	1/4 茶匙
胡椒	1/4 茶匙
生抽	1/3 茶匙

做法

1. 胡萝卜去皮刨细丝，备用。

2. 烧热平底锅，加入葡萄籽油，爆香葱粒，下胡萝卜丝，并加入 1/4 杯清水，炒约 1 分钟至胡萝卜丝变软。

3. 将鸡蛋打匀，与调料一起下锅，炒匀至熟透，配上糙米饭，即成。

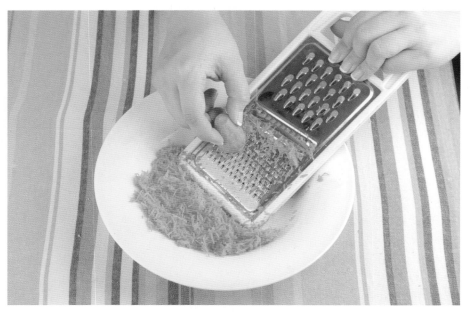

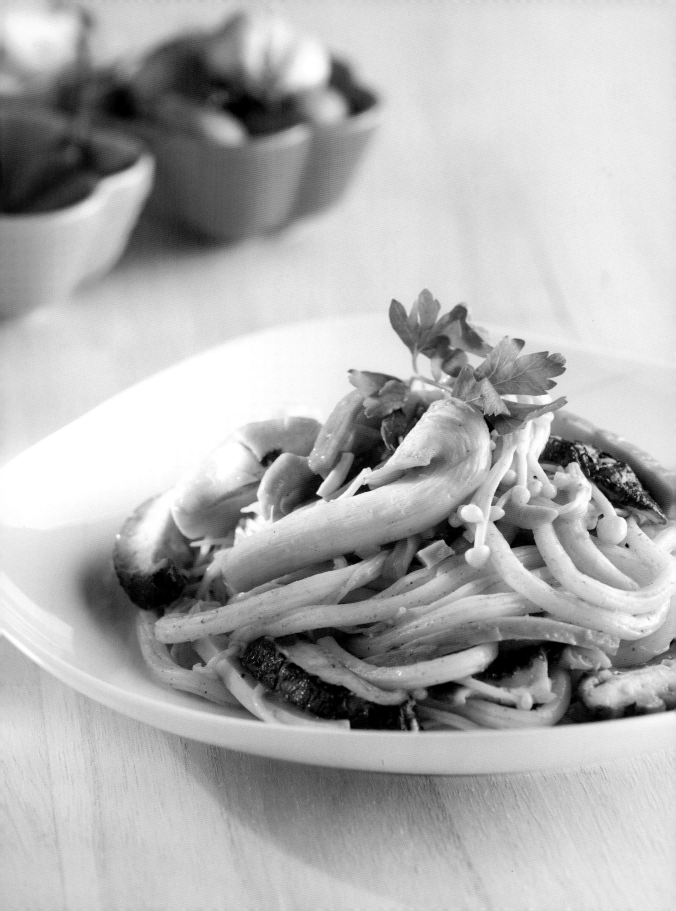

咖喱杂菌炒乌冬

　　金针菇质地清脆可口，久煮不烂。金针菇含丰富矿物质、维生素及膳食纤维，多吃可提高免疫力和解决便秘问题；其所含的氨基酸成分更能有效提高思考力。

　　鲜冬菇味甘，性平，蛋白质含量高，脂肪含量低，含钙、铁、钾、锌，能补气益胃、排毒、抗衰老，亦有助身体机能正常运作、促进排便，适合有瘦身需求的人士食用。

材料	
金针菇	100 克
秀珍菇	80 克
鲜香菇	3 个
乌冬（煮熟）	1 包
豆腐干	1/2 片
咖喱粉	1 汤匙
姜末	2 茶匙
葡萄籽油	2 汤匙

调料	
水	1 汤匙
盐	1 茶匙
糖	1/2 茶匙

做法
1. 杂菌洗净，加入滚水中汆烫，捞起备用。豆腐干及鲜香菇切条，备用。
2. 烧热锅下葡萄籽油，爆香姜末和咖喱粉。加入杂菌及乌冬略炒，再下调味料炒匀，即可装盘。（食用时可多配搭一碟菜。）

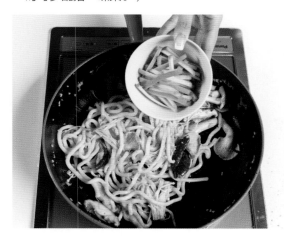

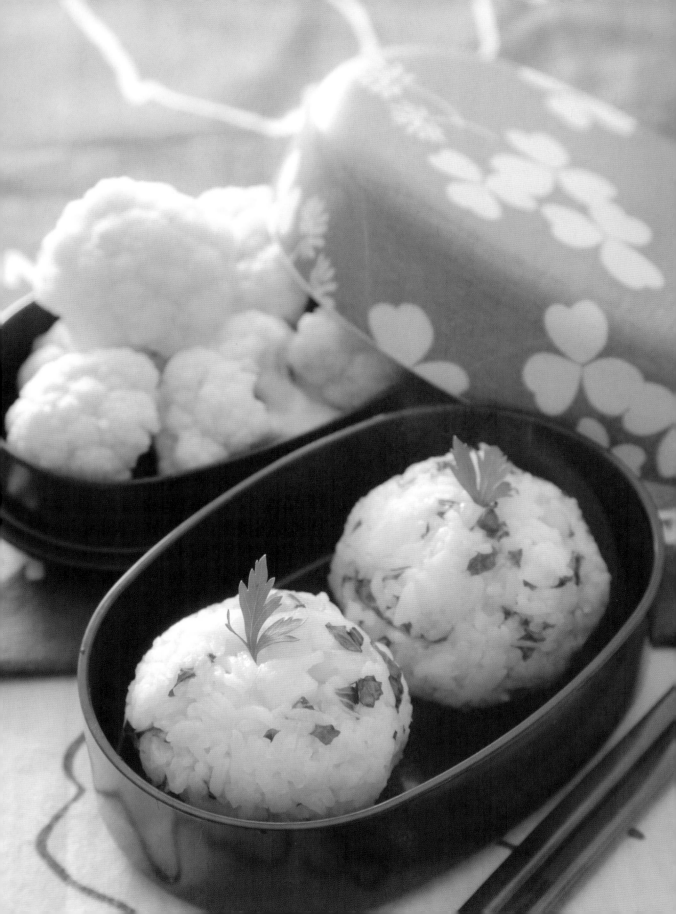

白菜饭团

　　小白菜含蛋白质、碳水化合物、脂肪、粗纤维、钙、磷、铁、胡萝卜素、硫胺素、烟酸和维生素C等，能解热、通利肠胃、清肺气和化痰。小白菜所含的矿物质能促进骨骼生长，加速人体的新陈代谢和增强造血功能；胡萝卜素和烟酸等成分能缓解精神紧张。

材料	
小白菜	2 棵
白米饭	1 碗

调料	
惹味粉	1/2 茶匙
盐	1/5 茶匙
麻油	1/2 茶匙

做法

1. 将小白菜切碎，备用。
2. 在汤碗中将白菜碎、白米饭及调料拌匀。
3. 将混合好的菜饭铺在微波炉保鲜膜上，卷成球状，放在碟中隔水蒸 5 分钟，即成。（食用时可配上一碟灼菜。）

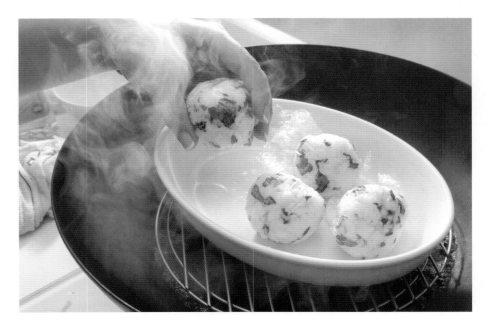

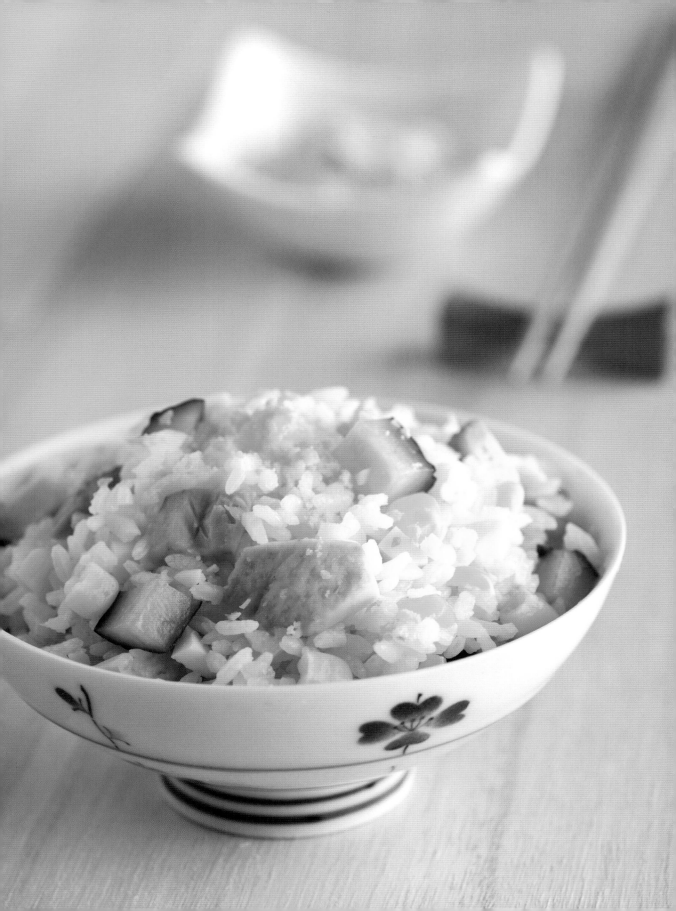

杂果粒粒寿司饭

　　珍珠米味甘淡，性凉，含丰富蛋白质、B族维生素、膳食纤维及矿物质，具健脾润肺、清血排毒的保健功能，亦有降血压与降血糖效果。

　　鳄梨含丰富维生素E，能延缓衰老，令皮肤、头发、指甲保持健康光泽。其所含的脂肪以单不饱和脂肪为主，能有效帮助降低胆固醇，降低患心脏病的风险。

材料	
鳄梨	1个
玉米粒	4汤匙
黄瓜	2根
鸡蛋	1只
珍珠米饭	2碗
寿司醋	2汤匙

做法
1.鳄梨切半，去核起肉，切粒；鸡蛋煮熟，去壳，切碎；青瓜洗净，切粒。
2.珍珠米饭加入寿司醋拌匀，与鳄梨、玉米粒、青瓜粒、鸡蛋碎拌匀，即成。（食用时可多配搭一碟菜。）

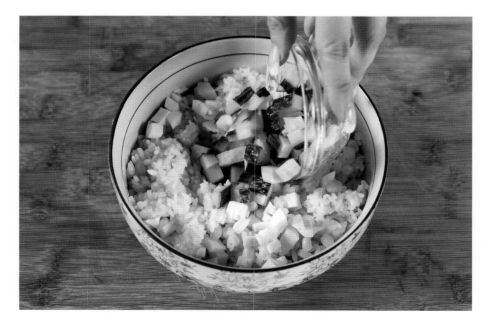

图书在版编目（CIP）数据

唐安麒逆生长法则 / 唐安麒著. – 青岛 : 青岛出版社, 2016.8
ISBN 978-7-5552-3467-8

Ⅰ.①唐… Ⅱ.①唐… Ⅲ.①抗衰老 – 基本知识 Ⅳ.①R339.3

中国版本图书馆CIP数据核字(2016)第177159号

山东省版权局版权登记号：图字15-2015-369

书　　名	唐安麒逆生长法则
著　　者	唐安麒
出版发行	青岛出版社
社　　址	青岛市海尔路182号，266061
本社网址	http://www.qdpub.com
邮购电话	13335059110　0532-68068026
策划编辑	刘海波　周鸿媛
责任编辑	曲　静
封面设计	古涧文化
照　　排	青岛乐喜力科技发展有限公司
印　　刷	青岛嘉宝印刷包装有限公司
出版日期	2016年10月第1版　2018年8月第3次印刷
开　　本	16开（890mm×1240mm）
印　　张	12
字　　数	280千
图　　数	255幅
印　　数	12101~15400
书　　号	ISBN 978-7-5552-3467-8
定　　价	39.80元

编校印装质量、盗版监督服务电话：4006532017　0532-68068638
印刷厂服务电话：0532-83806662

建议陈列类别：美容类